名医图说健康系列·肛肠篇

总主编◎李春雨

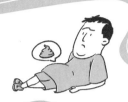

便秘
看这本就够了

主编◎李春雨　聂　敏

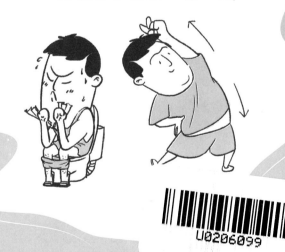

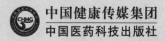

U0206099

中国健康传媒集团

中国医药科技出版社

内 容 提 要

《便秘看这本就够了》是一本集科学、权威、趣味及实用于一体的科普读物。作者结合多年临床经验，以通俗易懂的语言、生动趣味的漫画图解，分别从看清便秘那些事、来龙去脉搞清楚、明明白白做检查、快速诊断不耽误、贴心医生来支招和日常调养很重要六个方面讲解便秘的相关知识，从而揭示便秘的奥秘，达到"未病早防，已病早治"的目的，使广大读者一看就懂、一学就会、一用就灵，希望本书能够成为便秘患者的好帮手。本书适合便秘患者及家属，以及关心自己和家人健康的人群阅读。

图书在版编目（CIP）数据

便秘看这本就够了 / 李春雨，聂敏主编 . — 北京：中国医药科技出版社，2023.9
（名医图说健康系列 . 肛肠篇）
ISBN 978-7-5214-4044-7

Ⅰ . ①便… Ⅱ . ①李… ②聂… Ⅲ . ①便秘—防治—图解 Ⅳ . ① R574.62-64

中国国家版本馆 CIP 数据核字（2023）第 133903 号

美术编辑 陈君杞
版式设计 也 在

出版 **中国健康传媒集团**｜中国医药科技出版社
地址 北京市海淀区文慧园北路甲 22 号
邮编 100082
电话 发行：010-62227427 邮购：010-62236938
网址 www.cmstp.com
规格 710×1000 mm $^1/_{16}$
印张 12 $^1/_2$
字数 162 千字
版次 2023 年 9 月第 1 版
印次 2023 年 9 月第 1 次印刷
印刷 三河市万龙印装有限公司
经销 全国各地新华书店
书号 ISBN 978-7-5214-4044-7
定价 **48.00 元**

获取新书信息、投稿、为图书纠错，请扫码联系我们。

版权所有 盗版必究
举报电话：010-62228771
本社图书如存在印装质量问题请与本社联系调换

丛书专家指导委员会

（按姓氏笔画排序）

万　峰（成都中医药大学）

马　辉（广西医科大学第一附属医院）

王永兵（上海市浦东新区人民医院）

王志民（山东省第二人民医院）

王贵英（河北医科大学第二医院）

王振宜（上海中医药大学附属岳阳中西医结合医院）

吕警军（华润武钢总医院）

朱铄同（中国医科大学附属第四医院）

孙　锋（广州中医药大学第一附属医院）

孙平良（广西中医药大学第一附属医院）

孙丽娜（辽宁中医药大学附属医院）

孙松朋（北京中医药大学东直门医院）

孙学军（西安交通大学第一附属医院）

李玉玮（天津市人民医院）

李汉文（沈阳医学院附属二四二医院）

李春雨（中国医科大学附属第四医院）

李增军（山东省肿瘤医院）

杨增强（解放军联勤保障部队第 940 医院）

吴崑岚（南京中医药大学附属南京中医院）

汪庆明（上海中医药大学附属曙光医院）

张　宏（中国医科大学附属盛京医院）

张　森（广西医科大学第一附属医院）

张　睿（辽宁省肿瘤医院）

张春霞（沈阳市肛肠医院）

张敬东（辽宁省肿瘤医院）

陈　超（武汉市第八医院）

陈继贵（武汉市第八医院）

林连捷（中国医科大学附属盛京医院）

林树森（中国医科大学附属第四医院）

郑建勇（空军军医大学西京医院）

赵　任（上海交通大学附属瑞金医院）

俞　林（天津市人民医院）

俞立民（武汉市第八医院）

姜可伟（北京大学人民医院）

袁　鹏（中国医科大学附属第四医院）

袁和学（沈阳市肛肠医院）

聂　敏（辽宁中医药大学附属第三医院）

贾小强（中国中医科学院西苑医院）

钱　群（武汉大学中南医院）

桑海泉（中国医科大学附属第四医院）

黄忠诚（湖南省人民医院）

龚文敬（浙江省人民医院）

章　阳（南京中医药大学附属南京中医院）

路　瑶（中国医科大学附属第四医院）

谭妍妍（南京中医药大学附属南京中医院）

戴　聪（中国医科大学附属第一医院）

本书编委会

主　编　李春雨　聂　敏

副主编　王永兵　王志民　钱　群

编　者　（按姓氏笔画排序）

万松林（武汉大学中南医院）

马　爽（中国医科大学附属第四医院）

王　芳（中国中医科学院西苑医院）

王永兵（上海市浦东新区人民医院）

王志民（山东省第二人民医院）

田　磊（北京市肛肠医院）

冯文哲（陕西中医药大学附属医院）

向雪莲（华中科技大学同济医学院附属协和医院）

刘韦成（武汉大学中南医院）

刘春贵（云南省楚雄彝族自治州中医医院）

李　扬（松原市中心医院）

李元涛（山东第一医科大学第一附属医院）

李玉玮（天津市人民医院）

李汉文（沈阳医学院附属二四二医院）

李佳兴（中国中医科学院西苑医院）

李春雨（中国医科大学附属第四医院）

李新星（同济大学附属同济医院）

汪庆明（上海中医药大学附属曙光医院）

张志成（中国医科大学附属第四医院）

陈　亮（长春中医药大学附属医院）

林树森（中国医科大学附属第四医院）

周主青（上海市东方医院）

赵亮亮（四川大学华西医院）

聂　敏（辽宁中医药大学附属第三医院）

贾小强（中国中医科学院西苑医院）

钱　群（武汉大学中南医院）

高　玮（上海市第一人民医院）

黄忠诚（湖南省人民医院）

龚文敬（浙江省人民医院）

程效林（齐齐哈尔市第一医院）

戴　聪（中国医科大学附属第一医院）

前　言

随着医学模式的改变，医生不仅要做好救治疾病的本职工作，更重要的是承担起健康教育的社会责任。每当我看到铺天盖地的所谓"祖传秘方""随治随走"小广告时，便莫名地感到心痛。作为一名医生，最开心的事情莫过于患者抢救成功，痊愈出院；作为一名编者，最开心的事情莫过于看到出版的书籍读者爱不释手。好医生不只是一把手术刀、一捧小药片，更应该主动在科学知识普及方面为公众做实事，用真正的科普知识取代那些虚假宣传。通过普及疾病防治常识，帮助公众了解更多的健康科普知识，从根本上解除肛肠患者的后顾之忧。因此，受中国医药科技出版社之委托，由李春雨教授领衔主编，特组织中国医师协会肛肠医师分会科普专业委员会委员、中国医师协会医学科普分会肛肠专业委员会委员及国内从事结直肠肛门外科领域造诣颇深的专家们共同编写了《名医图说健康系列·肛肠篇》。

本丛书是作者根据多年的临床经验，并参阅大量科普文献的集体智慧结晶而编成的，包括《痔疮看这本就够了》《便秘看这本就够了》《结肠炎看这本就够了》《大肠癌看这本就够了》4个分册。

本丛书从科普角度出发，结合作者多年的临床经验，以通俗易懂的语言、生动趣味的漫画图解，向读者讲清楚痔疮、便秘、结肠炎及大肠癌等方面的来龙去脉、防治知识及日常调养，为读者解答肛肠疾病相关的健康困惑。全书兼顾科学性、专业性、知识性、趣味性，以达到"未病早防，已病早治"的目的，使广大读者一看就懂、一学就会、一用就灵。丛书适合肛肠病患者及其家属，以及关心自己和家人健康的人群阅读，希望本丛书能够成为肛肠患者的好帮手。

感谢中国医科大学校长王振宁教授，中华医学会科学普及分会前任主任委员、首都医科大学附属朝阳医院副院长郭树彬教授，中国医师协会肛肠医师分会会长、全军肛肠外科研究所所长高春芳教授，中国医师协会医学科普分会会长、中国医学科学院肿瘤医院胰胃外科病区主任田艳涛教授，以及中国医师协会肛肠医师分会候任会长、中国人民解放军火箭军特色医学中心肛肠外科主任赵克教授的关心与支持。感谢所有编委在繁忙的医疗工作之余编撰书稿及中国医药科技出版社的鼎力相助。同时，书中参考了一些其他著者的文献、医案及医方，在此深表谢意！

由于水平所限，书中难免存在不足之处，敬请读者不吝指正。

2023 年 4 月

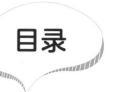

目录

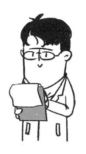

开 篇

便秘自测表 / 02

三分治，七分养 / 03

第一章

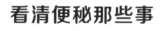

看清便秘那些事

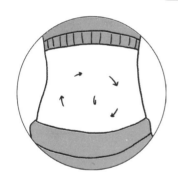

粪便是怎么形成的 / 06

粪便是怎么排泄的 / 08

什么叫便秘 / 09

便秘常见吗 / 12

便秘有哪些危害呢 / 13

容易引起便秘的不良生活习惯有哪些 / 16

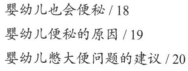

婴幼儿便秘知多少 / 18

婴幼儿也会便秘 / 18

婴幼儿便秘的原因 / 19

婴幼儿憋大便问题的建议 / 20

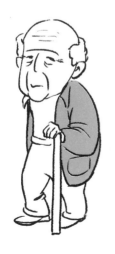

老年人便秘知多少 / 21

为什么老年人容易便秘 / 21

老年性便秘的鉴别诊断 / 22

老年人便秘的误区 / 23

老年人便秘没必要大惊小怪，对吗 / 24

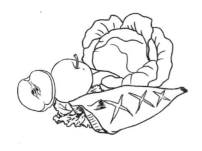

老年人便秘会有生命危险，真的吗 / 25

分清那些易与便秘混淆的疾病 / 27

器质性病变引起的便秘 / 27

便秘型肠易激综合征 / 28

成人先天性巨结肠 / 28

第二章
来龙去脉搞清楚

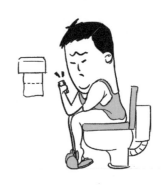

便便的"前世今生" / 30

"便便"为什么会不通 / 30

为什么肠道肌肉会这么不中用呢 / 31

与便秘有关的疾病 / 33

便秘七大误区 / 35

误区 1　总是玩手机或看报纸如厕 / 35

误区 2　该排便的时候不排，总是忍着 / 35

误区 3　久坐不动或缺乏运动 / 36

误区 4　平时很少喝水或少吃粗纤维食物 / 37

误区 5　认为每天不大便是不行的 / 37

误区 6　经常穿束腰腰带或塑身衣 / 38

误区 7　习惯性地服用便秘药 / 38

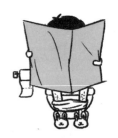

便秘的影响因素 / 39

便秘是否与吸烟和饮酒有关 / 40

便秘是否与受教育程度、经济条件等因素

有关 / 41

便秘与哪些长期服用的药物有关 / 42

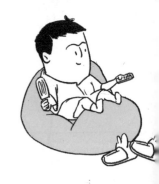

为什么女性更容易便秘 / 43

为什么便秘"钟情"白领 / 45

不良饮食习惯易引发便秘 / 46

便秘常见病因与相关因素 / 48

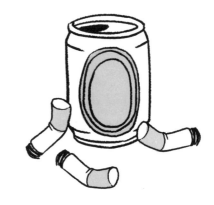

第三章

明明白白做检查

肛门指检 / 50

排粪造影 / 52

盆腔磁共振成像 / 54

直肠肛管测压 / 56

肠镜 / 58

结肠传输试验 / 60

肛门直肠超声内镜 / 62

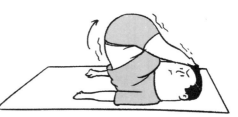

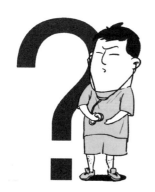

第四章

快速诊断不耽误

便秘的主要表现有哪些 / 66

局部症状 / 66

消化道症状 / 66

全身症状 / 67

局部体征 / 67

便秘在临床上是如何分类的 / 68

出口梗阻型便秘 / 68

慢传输型便秘 / 70

直肠前突 / 72

直肠内套叠 / 73

盆底肌痉挛综合征 / 75

盆底失弛缓综合征 / 76

耻骨直肠肌综合征 / 78

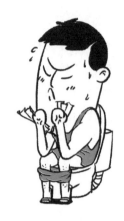

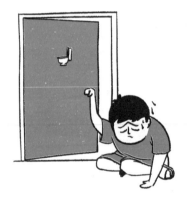

内括约肌失弛缓症 / 79

会阴下降综合征 / 81

孤立性直肠溃疡综合征 / 82

盆底疝 / 83

肠易激综合征 / 84

第五章

贴心医生来支招

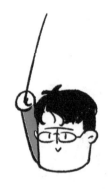

如何选择最佳治疗方法 / 88

便秘的治疗原则 / 88

便秘的治疗目的 / 89

正确认识便秘的治疗 / 89

便秘的治疗方法有哪些 / 90

便秘的行为训练疗法 / 91

便秘的体育疗法 / 92

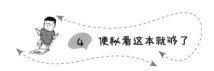

便秘的药物治疗 / 94

便秘的生物反馈治疗 / 100

心理治疗也能改善便秘 / 101

特殊人群便秘怎么办 / 102

婴幼儿便秘怎么办 / 102

哺乳期便秘怎么办 / 103

考试前便秘怎么办 / 104

产妇便秘怎么缓解 / 105

卧床患者便秘怎么办 / 106

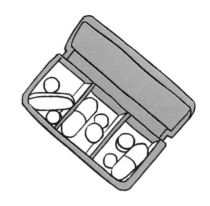

不同类型便秘患者的治疗 / 108

直肠前突的治疗 / 108

直肠内脱垂的治疗 / 108

盆底肌痉挛综合征的治疗 / 110

耻骨直肠肌综合征的治疗 / 110

内括约肌失弛缓症的治疗 / 111

会阴下降综合征的治疗 / 112

孤立性直肠溃疡综合征的治疗 / 113

肠易激综合征的治疗 / 113

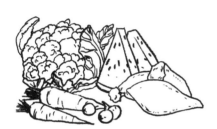

哪些便秘需要手术治疗 / 115

便秘术后应如何照护 / 117

便秘术后切口处理 / 117

便秘术后疼痛 / 118

便秘术后发热 / 119

中医治疗便秘的方法有哪些 / 121

中医治疗便秘的优势 / 121

中医治疗便秘的代表方剂 / 121

敷脐疗法 / 123

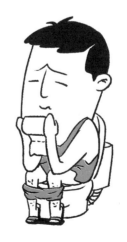

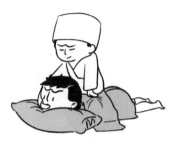
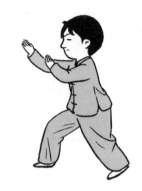

推拿疗法 / 123

针灸疗法 / 124

穴位埋线疗法 / 125

刮痧疗法 / 125

足部健身法 / 126

气功疗法 / 127

太极拳 / 127

治疗便秘的常用药 / 128

第六章

日常调养很重要

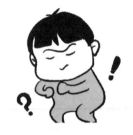

婴幼儿日常调养防便秘 / 132

青少年日常调养防便秘 / 135

老年人日常调养防便秘 / 140

孕妇日常调养防便秘 / 143

办公室人群日常调养防便秘 / 146

夜猫族日常调养防便秘 / 149

减肥人群日常调养防便秘 / 152

日常调养有误区 / 155

预防便秘要知道 / 161

这些饮食习惯要不得 / 169

这样的生活习惯可缓解便秘 / 172

这样运动可以预防便秘 / 175

这样吃可以预防便秘 / 182

中医预防便秘 / 186

忠言逆耳利于行 / 188

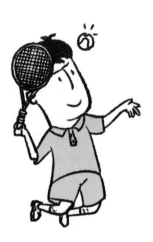

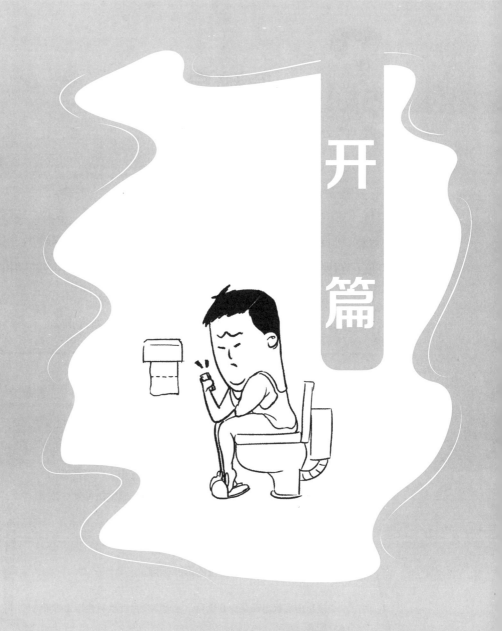

开 篇

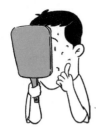

便秘自测表

便秘（constipation）是指一种（组）临床症状，表现为排便困难和（或）排便次数减少、粪便干硬。排便困难包括排便费力、排出困难、肛门直肠堵塞感、排便不尽感、排便费时以及需手法辅助排便。排便次数减少指每周排便少于 3 次。慢性便秘的病程应不少于 6 个月。

慢性功能型便秘的诊断目前主要采用罗马Ⅳ诊断标准。

（1）必须包括以下 2 项或 2 项以上：

至少 25% 的排便感到费力；

至少 25% 的排便为干球粪或硬粪；

至少 25% 的排便有不尽感；

至少 25% 的排便有肛门直肠梗阻感知 / 或堵塞感；

至少 25% 的排便需手法辅助，每周自发排便＜ 3 次。

（2）不用泻药时很少出现稀便。

（3）不符合肠易激综合征的诊断标准。

＊诊断前症状出现至少 6 个月，且近 3 个月症状符合以上诊断
标准。

值得特别注意的是，罗马标准只是症状学水平的诊断标准，并不能由此判断便秘的类型，也无法明确便秘的病因。

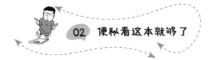

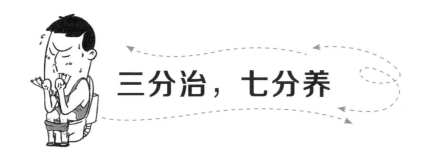

三分治，七分养

所谓便秘，从现代医学角度来看，它不是一种具体的疾病，而是多种疾病的一个症状。便秘在程度上有轻有重，在时间上可以是暂时的，也可以是长久的。引起便秘的原因有很多，也很复杂。

如果因为某些原因，使粪便在大肠内停留时间过久，粪便内所含的水分被过量吸收，粪便变得干燥坚硬，排便时伴有时间延长，难于排出，肛门坠胀、疼痛，或引起腹胀、腹痛、多屁、食欲不振、头晕乏力等症状，正常的排便规律被打乱，排便次数减少，间隔时间延长，严重者排出的大便像羊屎样，呈小球形颗粒状。如果每周排便次数少于3次，并伴明显排便困难，这种情况就称为便秘。

要治疗便秘，一定要三分药，七分养，以养为主，以药为辅，主要采取以下方法。

❶ **多运动** 适宜的运动，可以促进肠蠕动，增强肠道功能。

❷ **调整饮食习惯** 一日三餐要定时定量。少吃油腻辛辣的食品，要多吃有通便作用的蔬菜、水果。

❸ **调整胃肠菌群** 如多喝酸奶，增加胃肠的乳酸菌。也可吃一些此类药物，增加肠道的枯草杆菌及肠球菌。

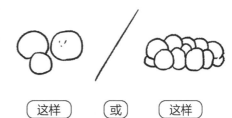

这样　或　这样

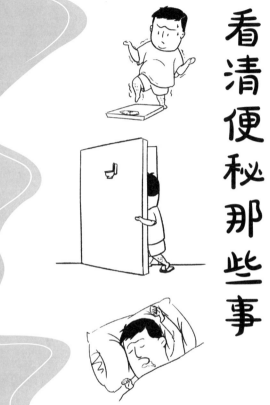

第一章

看清便秘那些事

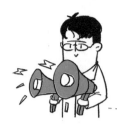

粪便是怎么形成的

在正式解释便秘前，让我们先来了解一下大便是什么？粪便的大部分是水分，其余是固体物质，包括未消化的食物纤维、脱水的消化液残余，以及从肠道脱落的细胞和死掉的细菌、蛋白质、无机物、脂肪等。那么粪便是怎么形成的呢？

◆ 从液体到固体粪便 ◆

粪便是食物与水、细菌和其他物质一起被消化进入胃肠道后的剩余物质。随着人体进食和饮水，由于人体对食物的咀嚼、胃的研磨和消化液中消化酶对食物的消化分解作用，每天大约有1.5升液体食糜从小肠进入大肠。食物中的大部分营养物质在小肠被吸收。结肠（大肠）主要吸收水和电解质，当液体食糜（主要为食物残渣）随着肠道的蠕动逐渐经过结肠，随着水分的不断吸收，它变得越来越固体化，并逐渐成形。

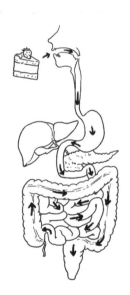

◆ 结肠细菌 ◆

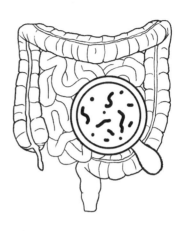

　　结肠中的细菌在营养吸收和粪便形成中起着不可或缺的作用。结肠细菌消化纤维素，从而释放被结肠吸收的剩余营养。此外，结肠细菌的作用还有助于维生素 B_{12}、硫胺素、核黄素和维生素 K 的形成和吸收。细菌还产生气体，如二氧化碳、氢和甲烷。细菌作用产生的代谢物以及死掉的细菌本身都是粪便的成分。

　　总的来说，大约 75% 的粪便重量是水，其余 25% 由固体物质组成，其中包括未消化食物纤维和消化液中凝固组分、消化道脱落的上皮细胞、细菌、脂肪、无机物质、蛋白质。

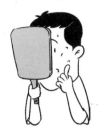

粪便是怎么排泄的

肠道具有蠕动功能，蠕动将肠内容物向前推进。粪便形成后，由结肠蠕动将粪便推向远段结肠，这种蠕动在早晨起床后或进食后最强，粪便被推进直肠储存，蓄积至足够数量时刺激肠壁感受器，发出冲动传入腰骶部脊髓内的低级排便中枢，同时上传至大脑皮层而产生便意。如环境许可，大脑则发出指令进行排便，人体腹部用力推进排便，同时放松肛门括约肌，使粪便顺利排出体外。如环境不允许，人体则会收缩肛管括约肌，制止粪便排出。

如果经常在有便意时抑制便意，不去排便，可使直肠逐渐失去对粪便扩张刺激的敏感性，造成便意感减弱甚至消失，引起排便减少；同时，粪便在大肠内停留过久，水分被吸收过多会变干硬，不易排出，患者产生排便困难。因此，我们应该养成定时或及时排便的习惯。结合日常学习、生活和工作的方便情况，早上或早饭后定时排便符合生理要求，及时排便，这对预防便秘很有意义。

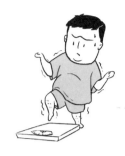

什么叫便秘

　　"便秘"虽是一个简单的词语，但其实它对应的症状有很多。有的人表现为排便次数减少，有的人是大便干硬难解，有的人感觉排便费力，有的人总有肛门堵塞感或便后不尽感等。有些患者可能只有 1~2 种症状，有的患者可能会有多个便秘相关的症状。

　　对国外便秘患者的调查发现，最为常见的便秘症状为排便费力，其他症状依次为粪便干硬、排便不尽、直肠堵塞感、腹胀、排便次数减少和需辅助排便。而对我国北京地区患者的调查发现，最为常见的便秘症状为排便费力，其他症状依次为排便次数减少、排便不尽感、大便干硬、肛门直肠堵塞感和需辅助排便。

　　下面，我们来一一剖析下便秘的不同症状。

排便费力

　　国外曾发表一篇有趣的文章，发现包括人类在内的哺乳动物完成排便的时间其实只需 12 秒，轻松而容易。但对于有些便秘的患者而言，排便却非常费力。为了将粪便顺利排出，他们需要在卫生间待上很久，反复用力、多次尝试，有的人甚至需要用手辅助，但成功排出的粪便量却不多，患者经常感觉到肛门堵塞感及排便不尽感。这些都是排便费力的表现，往往需要到医院进行评估，寻找原因。

◆ 排便次数减少 ◆

人每日都会进食，但因每个人消化吸收和肠道推进的效率存在差异，所以并非每个人每天都会排便。基于对人群排便的调研，每周自发排便少于 3 次才能称为排便次数减少。那么什么是自发排便呢？自发排便是指在不服用泻药或手法辅助情况下的自主排便。因此，您虽然不是每日排便，但每周排便能达 3 次，就不需要认为自己排便次数减少而产生便秘的担忧。

◆ 大便干结 ◆

如前所言，粪便的主要成分是水，正常的粪便是柔软易排的。那么，怎么识别自己的粪便干结呢？对于粪便的性状，有个很好用的工具叫"布里斯托大便分类法"。这个分类法的设计者为布里斯托大学的学者。布里斯托大便分类法将大便按照性状分为 7 个类型，具体如下。

1 型：一颗颗硬球（很难通过）；2 型：香肠状，但表面凹凸；3 型：香肠状，但表面有裂痕；4 型：像香肠或蛇一样，且表面很光滑；5 型：断边光滑的柔软块状（容易通过）；6 型：粗边蓬松块，糊状大便；7 型：水状，无固体块（完全液体）。1 型和 2 型表示大便干结，国内部分学者认为 3 型也代表大便干结，4 型是最理想的性状（水分和固体成分比例刚刚好），5~7 型表明粪便含水分更多，6 型和 7 型意味着腹泻的可能。

布里斯托大便分类法

1 型：坚果状大便　　硬邦邦的小块状，像兔子的便便

2 型：干硬状大便　　质地较硬，多个小块黏在一起，呈香肠状

3 型：有褶皱的大便　　表面布满裂痕，呈香肠状

4 型：香蕉状大便　　质地较软，表面光滑，呈香肠状

5 型：软便　　质地柔软的半固体，小块的边缘呈不平滑状

6 型：略有形状的大便　　无固定外形的粥状

7 型：水状大便　　水状，完全是不含固态物的液体

便秘

正常

腹泻

◆ 其他便秘相关症状 ◆

　　除了排便费力、排便次数减少和大便干结等症状，便秘患者还可能有的症状包括与排便相关的腹痛、腹胀或腹部不适，肛门排气增多，粪便外有黏液或脓血，体重减轻，有人可能自己发现腹部包块等，当有便秘或相关症状时，应及时就医，寻找便秘背后的原因。

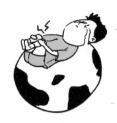

便秘常见吗

　　随着饮食结构改变、生活节奏加快和社会心理因素的影响，慢性便秘的患者越来越多。根据 2019 年中国慢性便秘专家共识意见的汇总数据，国内成人慢性便秘的整体患病率为 4.0%~10.0%。我国地大物博、民族众多，各地文化、饮食习惯和人口学特征都有诸多不同，慢性便秘的患病率也存在一定差异，国内一项针对 5 个地区共 16078 例成人慢性便秘患者的调查结果显示，北京、上海、西安、武汉、广州地区的功能型便秘患病率分别为 4%、7%、6%、7% 和 6%。

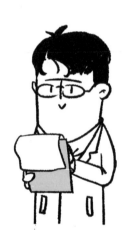

　　便秘的患病率随着年龄的增长而升高。根据调研资料，国内 70 岁以上人群慢性便秘的患病率达 23.0%，80 岁以上可达 38.0%，在接受长期照护的老年人中甚至高达 80.0%。由此可见，便秘很常见，在老年人中应特别引起关注。

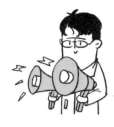

便秘有哪些危害呢

患有便秘后，应及时医治，尽早解除便秘困扰。长期便秘可能带来以下危害。

痔疮

长期用力排便可以引起肛周或直肠静脉扩张，从而产生痔疮。患者在排便时产生疼痛、出血、肛门瘙痒或痔赘脱垂。

肛裂

大便干硬或用力排便可以引起肛门损伤，肛管皮肤全层裂开甚至形成溃疡。患者存在排便相关的疼痛，早期或轻度肛裂有自愈可能，长期不愈合的肛裂需要手术治疗。

粪便嵌塞

大块干硬粪便堵塞肠道（通常是直肠）称为粪便嵌塞。这种情况往往需要及时处理，因为粪便一方面堵塞肠道，另一方面压迫刺激直肠，可引发较强的便意，肛周和盆底肌痉挛、疼痛、坠胀等。长久的粪便嵌塞不处理，可以引起较严重的后果如直肠损伤甚至更严重的并发症。

直肠炎或溃疡

干硬粪便长期接触直肠可以引起直肠黏膜的糜烂甚至溃疡。

结直肠息肉或肿瘤

有研究发现，便秘患者患结直肠息肉或肿瘤的风险高于正常人，这可能与粪便不能及时排出，反复接触刺激肠道黏膜，不良代谢物接触肠壁或被吸收等多种因素有关。

上消化道症状

便秘患者由于粪便不能及时排出，机体会反射性调慢上消化道如胃的运动，患者可能出现消化不良、上腹不适或者反酸反流等症状。

心脑血管疾病发作

在有些患者，特别是具有心脑血管基础疾病的患者中，由于便秘，患者用力屏气排便，可造成心脑血管疾病发作、诱发心绞痛、心肌梗死发作、脑出血、中风猝死等。

其他盆底疾病

长时间用力排便，使直肠疲劳，肛门收缩过紧及盆腔底部肌肉痉挛性收缩，患者出现盆底疼痛，或泌尿系统异常如尿路感染等，或生

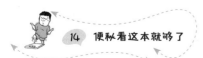

殖系统异常如性功能异常等。

生活质量下降

很多长期便秘的患者伴有生活质量下降，调研资料显示便秘患者伴有躯体疼痛、因躯体功能或情感原因引起角色受限，严重影响着生活。

情绪异常或心理障碍

便秘患者长期排便异常，可以带来情绪异常或心理障碍。对国内患者调查研究发现便秘患者中发生焦虑或抑郁的概率达60%。

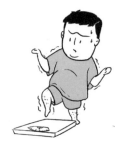

容易引起便秘的不良生活习惯有哪些

一些不良的生活习惯可以引起或加重便秘。

◆ 动得不够 ◆

如果你久坐不动，你就容易便秘。对于那些经常卧床或者因为健康问题不能动的人来说，这可能是个问题。

◆ 摄入纤维不足 ◆

纤维有助于在肠道保存更多的水和增加粪便体积，这使得粪便更柔软，更容易通过。如果你的饮食不够，你可能会便秘。

◆ 水摄入不足 ◆

粪便约三分之二是水，水摄入不足会带来粪便干结。

❖ 经常不及时排便 ❖

不少人因为忙碌或者不习惯在外面如厕，经常在有便意的时候不及时排便，长此以往，你的肠道可能逐渐弱化或失去对便意感的感知。

❖ 排便不专心 ❖

在排便时玩手机或看报，延长排便时间，长此以往，你可能失去排便的协调性和效率。

❖ 滥用泻药 ❖

泻药分为较为温和的和刺激性较大的，泻药有帮助排便的作用，但是长期使用一些刺激性泻剂，易形成依赖，肠道就可能开始依赖它们才能发挥作用。长此以往，当肠道适应了刺激，这些泻药变得不再有效果，实际上会加重便秘。

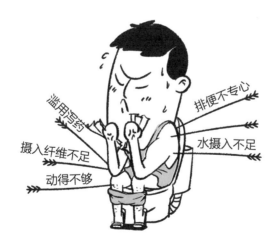

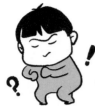

婴幼儿便秘知多少

婴幼儿也会便秘

是否在大家的印象中便秘是成年人的"专利"，实际上，婴幼儿也会出现便秘。我们经常见到家长们焦急不安地带着小宝宝来看便秘。婴幼儿的消化道黏膜肌层发育尚不完全，无法定时排便，在正常情况下，婴幼儿每天可排 1~3 次大便，便质细软成形，量较少，且排便时通畅不觉费力。若孩子排便间隔时间延长，大便干硬粗大，排便时哭闹，可能已经形成便秘了。

发生便秘的孩子还可以表现为经常烦躁不安、容易哭闹，又伴有食欲不振和稍食易饱等。这些表现常常在排出大便之后消失。

婴幼儿便秘多数与不良的喂养方式有关，要注意科学喂养。此外，从小培养良好的大便习惯也非常重要，定时督促诱导小儿排解大便，排大便时保持安静、专心等对预防小儿便秘都很重要。下面将重点介绍导致婴幼儿便秘的原因。

正常

异常

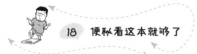

婴幼儿便秘的原因

婴幼儿的肠道还未发育成熟，肠黏膜、肠壁肌层发育尚不健全，肠蠕动力较弱。饮食、喂养不当等因素均可导致便秘发生。生活中，奶粉喂养婴儿较易发生便秘，主要是由于奶粉的营养价值非常高，而有些家长担心孩子营养摄取不足而喜欢冲调偏浓的奶粉，婴幼儿消化功能还没有完全发育，这就容易导致孩子出现营养过剩的状况，导致宝宝便秘的发生。同时，在宝宝吃奶粉的时候，有些家长盲目为宝宝补钙，不恰当地补充钙剂和维生素 D 也有可能造成婴幼儿便秘。因为游离的钙容易与肠道的食物残渣（如脂肪等）结合，形成不溶解的较硬物质，使婴幼儿难以排出，这也是导致婴幼儿发生便秘的主要原因之一。

在实际生活中，还有部分家长会给宝宝添加辅食，但辅食添加得过急或者过多，都会造成婴幼儿肠道的不适应，也有可能导致便秘。同时，婴幼儿大多数时间是由大人抱着，只有很少时间是自己尝试走路，长期缺乏运动，导致婴幼儿的胃肠道蠕动较慢，如果还加上不恰当的饮食喂养，就会导致便秘的发生。

除了上述不恰当饮食喂养的原因外，还有部分相对少见的先天性疾病也有可能导致婴幼儿发生便秘，比如肛门直肠畸形和先天性巨结肠症。肛门直肠畸形是由于胎儿先天发育的缺陷造成肛管直肠部分狭窄或全部堵塞。肛管直肠狭窄表现为便条细，排便困难。肛管直肠闭锁表现为婴儿出生后无胎粪排出。先天性巨结肠症是由于结肠缺乏神经节细胞导致肠管持续痉挛，粪便阻滞于近端结肠，最终导致近端结肠肥厚、扩张的发生，是小儿常见的先天性肠道疾病之一。凡新生儿出生后 48 小时内无胎粪或经人工辅助排便后才能排出胎粪，且伴腹胀、呕吐者，均应怀疑先天性巨结肠病的可能。

婴幼儿憋大便问题的建议

娃娃年岁尚浅，对于憋大便的长远危害缺乏认知，父母就要尽可能帮助孩子养成良好的大便习惯，重视排便，不憋大便。许多成人严重的便秘都是从小不良的大便习惯造成的，同时，由于小儿身体娇嫩，选择治疗便秘的药物的需要更为谨慎。预防便秘要从养成良好的大便习惯开始，养成良好的大便习惯要从娃娃抓起。这个习惯的建立关系重大，关系到孩子的未来和健康。

在和孩子的交流中，要强调大便是我们每天的头等大事。要从小培养宝宝早上起床马上如厕的习惯，早上是一天中最容易排出大便的时候，一旦早上排空大便，一天都会轻松，就可以大大减少在白天需要被迫憋大便的尴尬局面。

作为家长，我们有责任帮助孩子养成好的作息习惯，不睡懒觉，早睡早起，早上留出足够的时间，把大便的问题解决好！帮助孩子养成好的饮食习惯，多吃蔬菜、水果，汤水要充足，饮食要多样化，搭配合理，不偏食，不吃或少吃零食，不吃或少吃刺激性食物、燥热食物、过于油腻的食物。良好的饮食习惯，可以使胃肠更健康，大便更顺利。

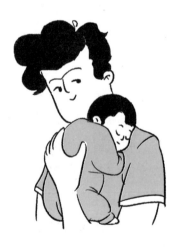

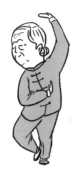

老年人便秘知多少

为什么老年人容易便秘

便秘是老年人的常见病，便秘发病率随着年龄的增高而升高。那么，为什么老年人容易患便秘呢？

❶ 生理功能退化 随着年龄增长，人体的许多器官功能都会慢慢出现退化，消化系统也不例外。如唾液腺、胃肠和胰腺的消化酶分泌随年龄而减少；腹部和骨盆肌肉无力，敏感性降低；结肠肌层变薄，肠壁平滑肌张力减弱，肠反射降低，蠕动减慢，导致食欲变差，进食减少，肠道内粪便糟粕通过困难，排出也困难。

❷ 肌肉萎缩无力 排便是靠盆底的许多肌肉、神经等共同协调完成的。老年人的直肠肌和腹肌，随着年龄老化而逐渐萎缩，肌张力下降，排便变得越来越无力，粪便不易排出。

❸ 运动量减少 胃肠功能和人体的运动量有密切关系，运动量少，会导致肠蠕动减慢。老年人身体状况逐渐变差，日常运动逐渐减少，胃肠功能也随之而变弱，蠕动无力、推进缓慢，易导致排便困难。

❹ 药物影响 老年人常常患有多种慢性疾病，需要长期服用各种药物，许多药物都有导致或加重便秘的不良反应，长期应用使便秘发病机率升高。如含钙、铝的抗酸剂，治疗巴金森病药物，治疗精神分裂症的药物，补血剂，泻剂等。当发生便秘后，许多老人借助泻药排便，而长期服用泻药会对肠道功能造成伤害，进一步加重便秘。

⑤ **其他疾病因素**　老年人本身患有一些疾病，可能导致便秘，如肿瘤、炎症、痔疮、肛裂、截瘫、偏瘫、多发性硬化、焦虑、抑郁症、痴呆、甲状腺功能低下、糖尿病等。

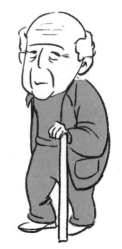

⑥ **饮食减少**　随着年纪增长，老年人的口渴感知功能也会随之而下降。老年人不易感到口渴，饮水量减少，会使肠道水分不足，大便容易发生干结。随着消化功能逐渐变差，牙口咀嚼功能下降，老年人进食蔬菜、粗粮的能力也会下降，食物的精细化导致大便形成的量减少，容易发生干结。

⑦ **精神因素**　在有思想矛盾、精神负担、焦急状态、精神创伤、恐病心理、过度精神疲劳、紧张失眠等情况下容易发生便秘。

老年性便秘的鉴别诊断

① **痔、肛裂、孤立性直肠溃疡导致的便秘**　特点是干燥的粪便常附带鲜血，或解完大便后肛门滴血，或手纸上沾有鲜血，且有明确肛门区域性疼痛症状。

② **肠易激综合征患者中的肠痉挛性便秘**　粪便也为羊粪状，但常伴有较多黏液，或便秘与腹泻交替发生，患者常有较剧烈的腹痛。

③ **肠阻塞性便秘或粪块阻塞性肠阻塞**　则现象为大便不通（不排便）、不排气、伴有剧烈腹痛。

④ **粪嵌塞性便秘**　是直肠便秘的一种特别现象，多由于直肠黏膜敏感性降低或丧失而导致，特点为肛门部位经常有少量稀粪漏出，污

染衣裤，直肠指诊检查可触到直肠内堵满嵌塞的干燥粪块。

⑤ 直肠癌或其他原因导致的直肠狭窄性便秘 粪便条一侧常有沟痕，或粪便逐渐变细，直肠癌还伴有大便带少量鲜血或脓血。

⑥ 右半侧结肠癌现象为便秘与腹泻交替发生 潜血常阳性，左半结肠癌主要现象为进行性加重性便秘。

老年人便秘的误区

① 不把便秘当成病 很多人觉得便秘算不上是"病"，不去医院正规治疗，而是用各种泻药、润滑剂、民间土方"应急"，甚至用手强掏。这虽然能暂时缓解症状，却埋下了健康隐患。事实上，肠道就像人体的"下水道"，主要负责体内的脏活累活。一旦发生堵塞，大便长期滞留肠道内，就可能引起急性或慢性便秘。此时，体内的代谢废物和毒素会被再次吸收，出现精神萎靡、皮肤痤疮、腹胀腹痛等不适，毒素刺激肠壁，还可能导致肿瘤发病率的增高。因此，如果感觉到自己排便次数明显减少，两三天或更长时间才有一次，大便明显干结、发硬，排便困难时，就要引起足够的重视。

② 每天排便就没事 多数人一般每日排便1次，便秘时每周排便则通常少于3次，严重者2~4周才排便1次。但排便次数并不是唯一的判断准则。按照国际方面的相关标准，诊断便秘有6条，包括排便费力感、干球状的不净感、肛门直肠的堵塞感、需要手法辅助、每周排便次数等，需综合考虑进行诊断。其中，"有干球粪或硬粪"是一项重要指标，如果在1周或1个月中，有25%的排便是这个状态，就可定义为便秘。

老年人便秘没必要大惊小怪，对吗

许多人觉得，人年纪大了，免不了都会出现便秘，出现便秘用些泻药就好了，没必要大惊小怪。其实这种想法是不对的。便秘不仅给患者主观上带来不适感，实际上也对身体健康造成了很多不良影响，这在老年患者身上体现得更加明显。

便秘是老年人群的多发病，很多老人饱受便秘之苦。首先，老年人由于肌肉松弛，肠蠕动变弱变慢，排便的力量降低。其次，老年人由于牙齿脱落等原因，喜欢食用精细食物，使得粗纤维食物进食量相对减少。此外，老年人多有高血压、心脏病等基础病，服用相关治疗药物的不良反应也会导致便秘。故该病在老年人群中发病率较高。很多人认为便秘是衰老的正常现象而不认真对待。

实际上，便秘对老年人的危害还是挺大的，应引起我们高度重视。

1 易引发疾病意外 因为便秘时需要努挣来排便，此过程易引

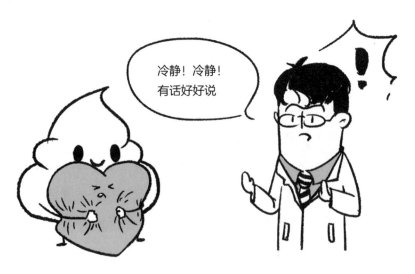

冷静！冷静！有话好好说

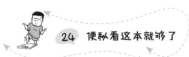

起心脑血管疾病出现病情变化，甚至恶化，发生脑出血、心肌梗死等意外。

❷ 使肠道毒素变多　大便在肠道中存留时间过长，也会使肠道吸收毒素增多。

❸ 情绪不好　大便困难还会引起情绪烦躁、苦闷低落等。

因此，老年人尤其是患有心脑血管疾病的老年人，一定要重视便秘，积极预防、治疗便秘。

老年人便秘会有生命危险，真的吗

很多老年人觉得便秘不过是常见的胃肠道疾病，对自己的身体健康造成不了太大的伤害，于是便选择性忽视便秘，这种想法是不正确的。实际上，便秘不仅危害极大，甚至可能会危及生命。

便秘给老年人带来的危害很多，不仅会使老年人容易发生痔疮、肛裂等肛门部疾病，而且还会有许多其他危害。

便秘患者常常需要长时间蹲厕，长时间蹲厕对肛门不好，肛门在压力的作用下容易发生痔疮、肛裂、直肠脱垂等肛门部疾病；对于前列腺不好，容易加重前列腺增生；对于膀胱尿道不好，容易导致小便不畅、遗尿；对于腹壁不好，容易诱发腹壁疝气的发生；对于心脑血管不好，用力屏气增加腹压排便，有诱发老年人心脑血管疾病意外发生，危及生命的可能。这是因为便秘时腹部肌肉需要更加用力，腹部压力升高导致血压骤升；若患者原来就有高血压病史，动脉血管斑块形成，血管中斑块脱落，随着血液流动到血管内，堵塞脑部血管，形成脑血栓，堵塞冠脉血管导致心肌梗死。有时因排大便时用力过大，脑部血管有可能会出现破裂，发生脑出血，这些都会严重威胁老年人的健康，甚至危及生命。

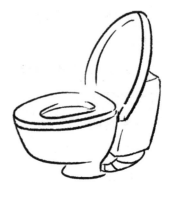

此外，长期便秘有可能增加肠道发生肿瘤的风险。粪便在肠腔内存留时间过长，粪便的水分被肠道吸收后大便会变得干硬，干硬粪便会损伤肠腔黏膜并诱发肿瘤的形成。一旦发生肿瘤，也是对老年人生命健康的严重威胁。

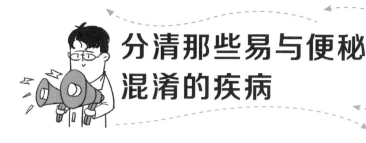

分清那些易与便秘混淆的疾病

便秘的诊断并不困难，但必须把下列疾病除外。

器质性病变引起的便秘

内痔：无痛性、间歇性便鲜红色血，增加腹压时，可有肿物脱出，有血栓形成、嵌顿或感染时，可出现肛门剧烈疼痛和便秘，肛门镜检查可观察痔的全貌。

肛裂：便鲜血，或手纸染血，便后肛门剧痛，呈周期性，多伴便秘，肛前或肛后部位常有前哨痔和裂口。

结直肠癌：暗红色黏液便血，有腥臭味，伴有大便习惯改变，时而便秘时而腹泻，钡灌肠可见充盈缺损，结肠镜可见肠腔内菜花状肿块或溃疡，组织学检查可明确诊断。

盆腔肿瘤：巨大子宫肌瘤、卵巢肿瘤可压迫直肠引起排便困难，妇科检查可查出子宫和卵巢肿瘤，彩超、电子计算机断层扫描（CT）、核磁共振（MRI）可确定诊断。

便秘型肠易激综合征

长时间腹部疼痛或不适，每月不少于 3 天，最近 3 个月持续存在，排便后腹痛或腹部不适好转，大便时干时稀，可带黏液，结肠镜和活组织检查无器质性病变。其临床特征有：①慢性腹痛伴便秘或腹泻便秘交替出现。常伴烧心、腹胀、腰背酸痛、软弱无力、头晕心悸等症状；②患者在乙状结肠区常有间歇性腹绞痛，在排气或排便后缓解；③体格检查可在左下腹扪及充满粪便和痉挛的乙状结肠有轻压痛。肛门指检直肠壶腹部无粪块；④Ｘ线钡剂造影或肠镜检查无阳性发现或仅有乙状结肠痉挛，排除其他原因引起的便秘；⑤采用灌肠或其他方法使患者排便，排便后肿块消失，其肿块为干结的粪便。

成人先天性巨结肠

便秘为该病的主要症状，均需借助肥皂水灌肠或服用泻药帮助排便；间歇性腹胀；腹部可触及粪块；营养不良和贫血；钡灌肠检查见明显的狭窄段和扩张段；直肠黏膜或直肠后壁全层活检肌间神经节细胞缺乏。

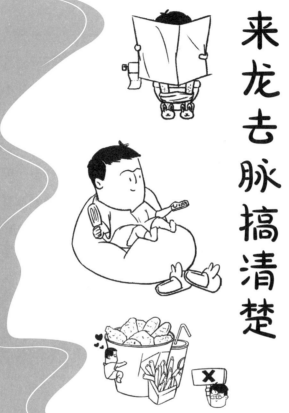

第二章

来龙去脉搞清楚

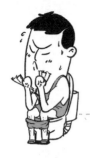

便便的"前世今生"

　　人体肠道长 6~9m，主要由小肠、结肠和直肠组成，下接消化道末端——肛管。人体所需的营养物质主要靠肠道吸收和消化。食物摄入后，在消化道肌肉舒缩和消化液分解的作用下，食物乳糜和水经消化道一路向下，在此过程中，蛋白质、脂肪、糖类、维生素和水等物质被吸收到体内，而剩下的食物残渣将在大肠内停留数小时，并在肠道细菌分解下形成粪便，经过肛门排出，历经多方磨难便便终成"正果"。

"便便"为什么会不通

　　便便通畅与否直接影响人的情绪和健康，形成便秘的原因有很多，其中最直接的病因是肠道肌肉缺乏弹性、蠕动性差。这一方面导致便便移动变得缓慢，甚至堵塞肠管不能顺利排出；另一方面，便便"留"在结肠里的时间越长，水分被大肠吸收得越多，便便变得像石头一样硬，进一步增加了其排出的困难，最终导致便便排泄不通畅。

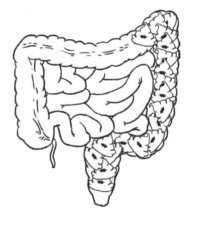

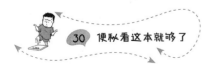

为什么肠道肌肉会这么不中用呢

① 长期熬夜、精神压力大 长期熬夜会打乱正常作息，造成生物钟紊乱，影响肠道器官休息和工作，导致胃肠功能失调，引起便秘。此外，精神压力过大打乱了自主神经规律支配，造成肠道肌肉舒缩功能与内分泌失调，加重便秘症状。

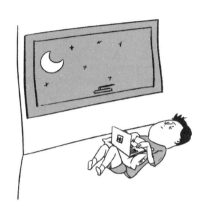

② 不良的排便习惯 日常生活中，很多人蹲马桶时喜欢久坐，边上厕所边看报纸或者长时间玩手机，排便时特别需要使用腹部肌肉，久坐会导致腹肌松弛使不上力，肠道蠕动也减缓，便秘就跟着发生了。还有些人因忙于手头工作经常憋住"大号"，自我控制便意不去主动排便。这些不良排便习惯会导致胃肠运动受阻，导致粪便停留过久变得干硬，形成便秘。更加不利的是，还会导致肠道肌肉收缩节律失调，连支配肛门功能的肌群也变得收缩无力，失去便意感。

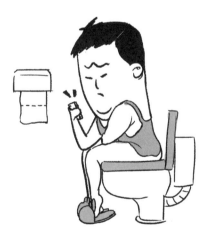

③ 饮食不规律或过度紧张 饮食、生活方式突然改变，或过度紧张，或前往时差大的地区，也可能造成短时间便秘。主要原因是扰乱

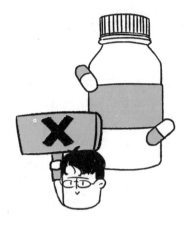

了胃肠道的正常功能和神经递质——激素的释放，引起肠道肌肉舒缩不良或障碍。

4 滥用药物　长期任意使用缓泻剂，例如番泻叶、乳果糖等，不仅会导致体内电解质失衡，更会削弱肠道功能，造成肠壁肌肉软弱无力，从而对药物产生依赖。并且随着肠道对药物的耐受性增强，缓泻剂的使用量也日渐增加，最终导致便秘状况越来越恶化。

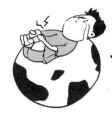

与便秘有关的疾病

便秘危害很大，便秘问题越发引起社会的重视，困扰一大批"白领"和老年人。引起便秘的原因十分复杂，例如亚健康状态、糖尿病等，而便秘也会引起并加重一系列疾病，比如大肠癌、高血压、痔疮等，下文总结一些较为常见的与便秘相关的疾病。

① 糖尿病　糖尿病以中老年患者较为多见，尤其多脂、多糖饮食的人群。实际临床中，糖尿病患者有便秘者占多数，而糖尿病患者运动量不足也容易引起便秘。

② 高血压　高血压本身不会引起便秘，但与便秘十分相关。便秘患者胆固醇排泄受阻，血液中胆固醇含量增高，该类患者血管易受胆固醇损害、发生硬化，管径变细，外周阻力增加进一步加重高血压。老年高血压患者还会因便秘在排便时用力过猛而诱发中风。

③ 痔疮　据不完全统计，患有痔疮人群中，便秘者居多。便秘者排便不畅感强烈，常常用力屏气、久坐马桶，长期以往，肛门周围血管压力增加，肛周血循环不良，容易发生静脉曲张，引起痔疮和痔疮出血。

④ 大肠癌　大肠癌患者在被诊断之前常有便秘史。嗜好肉食兼有便秘的人易患大肠癌，粪便中有多种致癌物，如胆汁酸的分解物就有很强的渗透性和致癌力，便秘使肠道黏膜与致癌物的接触时间增加，故大肠癌发病率增高。此外，长期便秘易造成肠道细菌移位、菌群紊乱，这些也是大肠癌发病的潜在机制。

⑤ **胆囊结石** 临床中，便秘者胆囊结石的发病率较高。正常情况下，机体每天要从肠道排泄胆固醇、胆汁酸等物质，而便秘者胆固醇排出受阻，易在胆囊中沉积形成胆囊结石。

⑥ **痤疮（青春痘）** 青春痘是青年男女发育过程中常见的表现，临床研究发现青春痘多发的人群易便秘。究其原因，主要是因为便秘者粪便中的有害物质排泄不畅、吸收过多，肠道毒素积聚太多就会反映到体表（如面部、背部、头皮等）毛孔。

⑦ **头痛** 患偏头痛的女性和血管性头痛患者，患便秘者很多。因为便秘者体内毒素吸收增加，血液净化功能不足，血液黏度增加，导致脑血管供血不良，引发血管头痛，还可以导致失眠、易怒、烦躁不安等精神症状。

⑧ **心律不齐** 便秘者常擅自服用泻药，尤以大黄、元明粉、番泻叶为多。特别是番泻叶用之不当可急泻，引起脱水、虚脱。长期使用缓泻剂还易造成电解质紊乱，例如血钠、血氯、血钾等下降，其中低血钾会诱发早搏、心动过速等心律不齐，严重者甚至造成生命危险。

⑨ **其他疾病** 如肠梗阻、巨结肠症、慢性结肠炎、大肠憩室、甲状腺功能低下、妇科疾病（子宫肌瘤或卵巢囊肿）等。

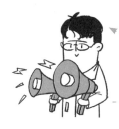

便秘七大误区

误区 1　总是玩手机或看报纸如厕

在实际场景中，经常有这样的画面：上厕所蹲马桶时，总喜欢带几张报纸或者一本书籍，一边如厕一边读书阅报，而久久不愿起身，投入于阅读之中，往往半小时以上才结束排便，认为这并不影响排便，还能专心地看看书、读读报。另外一种场景是：抱着手机，在打"王者荣耀""斗地主"等游戏，常常时长都超过半小时，更有甚者超过 1 小时。认为一方面完成了"排泄工作"，也顺便过了把手瘾。殊不知，这些不良习惯严重危害健康，是造成便秘的直接原因。

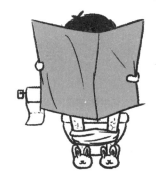

误区 2　该排便的时候不排，总是忍着

当有便意时，是忍着还是到厕所尽情地"释放"？相信大多数人会寻找厕所，完成一次"完美"的排泄。然而，有部分人群因为工作关系，不忍心打断手头的工作，怕扰乱梳理好的思绪而憋住肛门括约肌，还有些人因为赶着上班或者正在去某地的路上，各种不方便而长时间久憋，也有些人因为公司开会不好意思要求"临时离场"去做"排泄

工作"，更有甚者就是喜欢控制便意，不到"最后一刻"不去厕所。忍着，忍着……慢慢地就会形成病因，导致便秘。

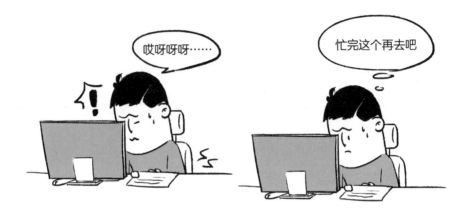

误区3　久坐不动或缺乏运动

信息技术（IT）从业人员、办公室"白领"、麻将棋牌者等，常常久坐不动。他们久坐，也没有运动调节，比如跳一跳、做做拉伸、跑跑步，更没有打乒乓球、健身、做操等锻炼。久坐可能片面地让这类人群加快了工作进度或者获得心理满足，但更多地失去了健康，成为亚健康

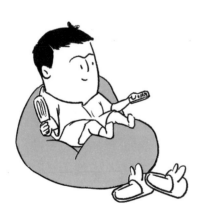

人群，是便秘的高危人群。尤其对于老年人，适当地提肛练习有利于盆底肌肉群的血液循环和肌肉收缩。究其原因：①久坐少动则导致肠蠕动缓慢。②高度紧张的脑力劳动造成植物神经系统功能紊乱。③忽视便意或有便意强忍，打乱了排便规律等，从而易发生习惯性便秘。

误区 4　平时很少喝水或少吃粗纤维食物

　　高能量、高脂肪食物在年轻人中十分盛行，快餐、便餐成为他们一日三餐的主流。这类饮食习惯加重了肠胃吸收和消化的负担，易造成毒素累积，引起诸如高血压、糖尿病、癌症等多种疾病。在门诊随诊时，很多患者都没有平时多补充水分的习惯和认识，觉得不口渴就是不缺水。也不太主动吃一些粗纤维食物。按照医学教科书建议，正常成人每天需要补充2000~2500ml 水，还要补充各种维生素。平时很少喝水或少吃粗纤维食物是造成大便干结的主要原因，也延缓了便便"向下运动"的速度。

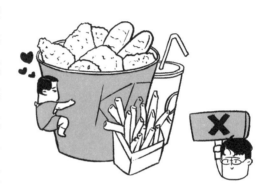

误区 5　认为每天不大便是不行的

　　一般来说，每天有规律地排便是正常的排便习惯。医学上认为一周排便次数少于 3 次，每天排便量少于 30g 的话，就是便秘。便秘是大便在肠道非正常停留的状态。不过，1~2 天都没有大便的人，如果没有什么特殊异常的话，也不是大问题。因此，建立规律的排便

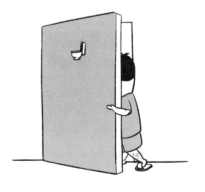

习惯、养成良好的饮食习惯是十分重要的。

误区6　经常穿束腰腰带或塑身衣

有些女性为了苗条的身材，不通过"管住嘴、迈开腿"等科学的方法实习减肥，而一味地穿束腰腰带或塑身衣，殊不知这正在给身体带来危害。紧身衣抑制调节排便活动的副交感神经，使大肠分泌的消化液减少。同时在小肠内，将食物分解向前推的力量变弱，造成食物残渣在经过大肠的时候，要比正常的时候费时。在这个过程中，很容易产生便秘。因此，建议便秘严重的女性，尽量不要穿紧身衣，尤其是睡觉时，更不要给身体太多的束缚。

误区7　习惯性地服用便秘药

等了1~2天，如果没有便意，就开始服用便秘药，这样的习惯简直就是健康的大敌。总体上看，一开始总是有效果的，可是随着时间的推移，效果就差了。而且还容易产生耐药性，为了有效，便秘者必然要加大用药量，这种对便秘药的依赖，最终会导致肠道蠕动差，以至于离开药物，肠道几乎都不能自己蠕动了。一般来说，便秘药物的使用需在专科医师的指导下进行，还需配合饮食搭配、生活习惯规律等。

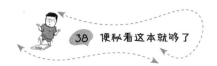

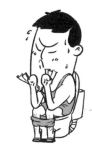

便秘的影响因素

目前，便秘的发病机制仍不清楚，研究认为其发病是多种因素起作用的结果，综合目前研究进展，将便秘的高危因素总结如下。

❶ 性别 研究认为，女性便秘的患病率高于男性。统计数据显示，患便秘的成年女性是男性的 1.1~10 倍不等。同样，女孩的便秘患病率也高于男孩约 1.2 倍。

❷ 年龄 随着年龄的增加，便秘的患病率亦显著增加，尤其是 60 岁以上人群的便秘症状发生率明显升高，70 岁以后增长速度加快。这可能与结肠传输功能随年龄增长而呈下降趋势有关。研究还发现，青年（18~23 岁）和中年（45~50 岁）女性的便秘患病率也呈现增加趋势，这可能与这类人群作息不规律、饮食不健康以及不良生活方式有关。

❸ 饮食 研究已证实，食物中纤维素含量少及水分摄入不足是便秘患者的危险因素。世界胃肠病学组织发布的便秘指南推荐增加食物纤维和水分的摄入，具体建议如下：膳食纤维的推荐剂量为每天 25g，且每天至少摄入水量 1500~2000ml。美国胃肠病学会 2010 年发布的指南中，将食物纤维的推荐量增加至每天 25~35g。

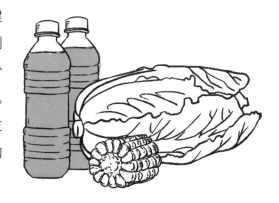

④ **紧张、焦虑、精神心理压力过大** 这些也是便秘发生的危险因素，尤其中青年人群，工作压力大、面临的社会关系复杂，长期的应激状态可影响胃肠功能及内脏神经的敏感性，易发生便秘，且便秘严重程度与患者的精神心理障碍分级呈正相关。

⑤ **肥胖** 肥胖患者活动减少，易促成肠管蠕动缓慢，肠系膜上大量脂肪沉积，亦可使肠管蠕动能力减弱或缓慢，从而使肠内粪便难于排泄，滞留于肠内的粪便水分易被肠壁重吸收，从而导致其越发干结，排除困难。另外，肥胖者多喜荤食，而粗纤维类吃得少，导致膳食纤维和维生素等摄入不足，影响肠管的蠕动；肥胖者腹壁、胸壁脂肪堆积，导致腹壁过厚，影响腹肌收缩力；盆腔内脂肪积聚，盆腔肌肉收缩功能亦受限。上述因素综合作用导致排便的动力不足。

⑥ **个体的社会经济地位和文化教育水平** 这与便秘的发生有很重要的关系。收入和文化水平相对较低的人群患便秘的风险明显增加，这可能与不同阶层群体的饮食习惯和生活方式差异有关。

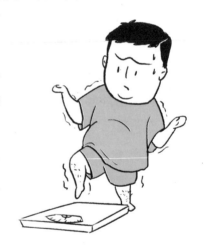

⑦ **其他** 与便秘有关的其他危险因素，包括生活环境、妊娠、便秘家族史及手术史等。

便秘是否与吸烟和饮酒有关

吸烟对人体的影响是多方面的、多系统的，无论主动或被动吸烟者均受到不同程度的危害。其对呼吸、循环、内分泌等系统的危害将会导致多种疾病。吸烟已被证实与上消化道疾病有关，比如消化性溃疡、胃食管反流疾病及胃癌等。但吸烟是否会导致便秘发生呢？多项研究并未发现吸烟是便秘的高危因素，或者说吸烟与便秘不显著相关。不过有意思的是，研究者发现，在女性群体中，吸烟者便秘的发生率明显高于不吸烟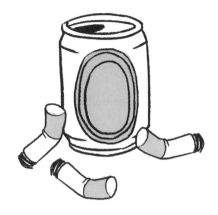者，而且吸烟数量越多的女性患者，便秘越发严重。这可能与女性精神内分泌系统较男性更易受刺激因素影响有关。此外，在戒烟时会出现便秘症状，但这是暂时的，一般不会转为慢性便秘。

　　长期或过量饮酒同样会引起上消化道疾病，如肝癌、胃癌、胃食管反流性疾病，甚至引起肠炎和大肠癌。但目前研究未发现饮酒与便秘有关，无论在男性还是在女性中均无差异。

　　不过有研究显示，母亲在孕期吸烟或饮酒，儿童发生便秘的可能性增加，产前饮酒可导致四分之一的儿童发生便秘。但其具体机制尚不清楚，可能与挑食、饮食习惯不良有关。

便秘是否与受教育程度、经济条件等因素有关

　　研究已证实，社会经济地位和受教育程度影响便秘的发生。大部分观点认为，贫穷的生活条件、寒冷的温度以及低层的社会经济地位是罹患便秘的重要环境因素。相比收入较高者而言，低收入人群有着

更高的便秘发生率。同样，社会地位越低，其胃肠道症状也越多，不止包括便秘，这些发现可能的解释是低社会阶层人群的饮食习惯及生活方式对便秘的发生有一定影响。在我国广东，社区人群中农村慢性便秘的患病率明显高于城市。类似的现象在美国也同样发生，北美及较贫穷地方的人们更容易便秘。

也有少部分研究认为，随着教育程度的提高，其功能型便秘的发生率也随之升高。在受教育程度较高人群中，便秘的发生率较高，这与上述研究结果相矛盾，分析原因可能是研究者对社会地位水平的评判标准不同，比如仅凭单一收入、劳动力类型或是受教育程度来推测受试者的社会地位水平等。

所以，目前仍需进一步的研究来完善和补充教育程度、经济地位与便秘发生的关系，比如性别、年龄、地域及人种等。

便秘与哪些长期服用的药物有关

目前认为，长期服用以下药物可能与便秘相关，分类如下。

① **镇痛药** 如吗啡、度冷丁、阿片酊、可待因、美沙酮、痛喜康等。

② **解痉药** 如阿托品、颠茄、普鲁本辛、痛痉平、胃疡平（含溴化甲基阿托品）等。

③ **制酸药** 硫糖铝、复方氢氧化铝、碳酸钙、次碳酸铋、甲氰咪胍等。

④ **降压药** 如美加明、可乐定（氯压定）等。

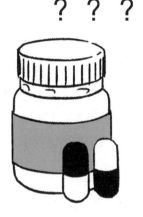

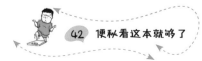

⑤ **降血脂药** 如消胆胺（降胆敏）等。

⑥ **抗心律失常药** 如胺碘酮（乙胺碘呋酮）、丙吡胺等。

⑦ **镇咳药** 如枸橼酸喷托维林片、可待因等。

⑧ **止吐药** 如甲氧普胺片等。

⑨ **抗贫血药** 如硫酸亚铁、富马酸亚铁（富血铁）等。

⑩ **收敛吸附剂** 如次碳酸铋、活性炭、鞣酸蛋白等。

⑪ **抗结核药** 如异烟肼等。

⑫ **抗抑郁药** 如盐酸丙咪嗪等。

⑬ **抗精神病药** 如奋乃静、氯氮平等。

⑭ **抗癌药** 如长春新碱、长春花碱、秋水仙碱等。

⑮ **放射造影剂** 如硫酸钡。

⑯ **某些中药** 如雷公藤（黄藤）、曼陀罗（洋金花）、密陀僧以及刺激性泻药大黄、番泻叶，若常服易导致便秘。

为什么女性更容易便秘

相较男性，除便秘的一般病因外，女性更容易出现便秘，这主要与女性的生理因素和特殊的局部解剖结构有密切关系。

◆ 女性独特的盆底解剖结构 ◆

女性骨盆较男性宽大，泌尿生殖三角区肌肉筋膜相对薄弱。和男性不同，女性直肠前面没有尿道、前列腺，只有阴道，直肠和阴道之间只有一层很薄的"直肠阴道隔"。排便过程，是肛门括约肌、盆底肌群共同作用的结果，尤其便便从直肠到肛管的排泄过程，会受分娩、年龄及干硬粪便对直肠前壁的多重影响，这层"隔"就会变薄、变松弛，容易向前面的阴道方向膨出，会出现"直肠前

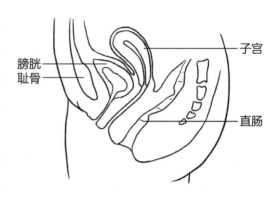

突"，故排便时大便就容易卡在前突的地方，出现排便不畅。在门诊诊疗时，会碰到严重便秘的女性患者，她们诉说便便在肛门口排不出，有时需要灌肠或借助医疗器械将便便排出来。

◆ 孕期易便秘 ◆

女性怀孕中后期，随着子宫逐渐增大，会压迫肠腔，影响大肠的血液供应，导致粪便传输障碍，可出现排便费力、排出困难及排便不尽感等。此外，在妊娠后期孕激素水平较高，导致肠蠕动减弱、结肠传输减慢，可出现大便次数减少、大便干结等症状，进一步加重了便秘。

◆ 产后易便秘 ◆

产后便秘也是常见的女性临床疾病。主要原因有以下3点。

（1）分娩后，用力排便会引起产道及会阴部伤口裂开而出现疼痛，疼痛造成排便抑制。

（2）分娩可能会对盆腔肌肉群、韧带、筋膜等造成损伤。

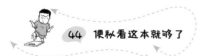

（3）产后腹壁松弛、经常卧床休息造成排便的肌群的向下、向前推力进一步减弱，延缓粪便向前蠕动。

综上因素引起粪便滞留时间长，出现大便干结、排便费力等症状，易形成便秘。

· 妇科疾病 ·

有些女性因为妇科疾病需要手术，进而破坏盆底结构，造成原维持盆底结构平衡的盆底肌肉、韧带松弛或者损伤支配神经，而出现排便费力、排便不尽感等。

为什么便秘"钟情"白领

白领工作压力大，缺乏身体锻炼，又久坐办公室，饮食不规律，容易引起胃肠道功能紊乱，这和老年便秘有着本质上的区别。白领逐渐成为便秘人群的"新力军"。究其原因，主要有以下几点。

❶ **精神压力过大** 生活节奏快、工作强度大和精神高度紧张是白领便秘的重要诱因。神经内分泌系统紊乱时，大脑排便中枢神经受到抑制，常常使便秘与腹泻交替发生。

❷ **久坐、缺乏活动** 很多上班族久坐不运动，导致食物残渣在肠道积存过久，水分被不断重吸收，造成大便干结、发硬，排出困难。

❸ **饮水不够** 造成粪便干结、不易排出的另外一个重要原因就是水分摄入不足，白领长时间忙于工作无暇多饮水，长此以往损害健康。

❹ **饮食不规律、搭配不均衡** 许多白领不重视一日三餐，常吃"垃圾食品"或不吃早餐和正餐，更有甚者为了减肥而节食，造成肠内容物过少，体积不够，不足以刺激大脑排便中枢引起排便反射。再者，营养搭配不当，比如缺少蔬菜和粗纤维，亦是白领形成便秘的重要原因。

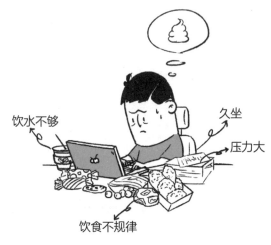

饮水不够

久坐

压力大

饮食不规律

❺ **长期不良的排便习惯** 即使有便意憋住不排便，蹲马桶超过半小时，形成不良的排便习惯，导致盆底肌群收缩功能减退、感觉神经减弱。

不良饮食习惯易引发便秘

◆ 吃油炸食品可引发便秘 ◆

油炸食品是我国传统的食品之一，无论是逢年过节的炸麻花、炸春卷、炸丸子，还是每天早餐所食用的油条、油饼、面窝、煎鸡蛋等。近年来，儿童喜欢食用洋快餐中的炸薯条、炸面包、炸鸡腿、炸鸡翅以及零食里的炸薯片、油炸饼干、油炸花生等包括一些膨化食品，无一不是油炸食品。常吃油炸食品的人，由于缺乏纤维素和水分，对肠

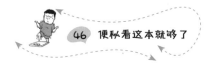

道不能形成一定量的刺激，肠蠕动缓慢，不能及时将食物残渣推向直肠，在肠内停留时间延长，水分过多吸收而使粪便干燥。经高温煎炸后会产生有毒致癌物质，进而引发基因变异而导致肿瘤。

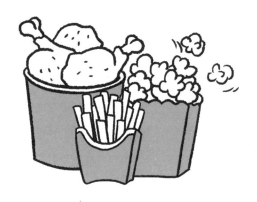

◆ 吃膨化食品可引发便秘 ◆

　　膨化食品是指利用油炸、挤压、沙炒、焙烤微波等技术作为熟化工艺，在熟化工艺前后，体积有明显增加现象的食品，也称垃圾食品。如商场和街头巷尾商贩出售的爆米花、爆酥条和某些小食品都属于膨化食品。由于其食用比较方便，口感也比较好，所以深受广大小朋友的喜爱，有的父母嫌做饭麻烦，也会用膨化食品敷衍一下孩子。

　　由于膨化食品中缺乏纤维，口感细腻，纤维虽然不能被人体吸收，但是可以在大肠内膨胀，软化大便，如果长期食用少纤维的食品，显然会导致便秘。

便秘常见病因与相关因素

病因	具体疾病 / 药物类别
功能性疾病	功能型便秘、功能性排便障碍、便秘型肠易激综合征（IBS-C）
器质性疾病	肠道疾病（结肠肿瘤、憩室、肠腔狭窄或梗阻、巨结肠、结直肠术后、肠扭转、直肠膨出、直肠脱垂、痔、肛裂、肛周脓肿和瘘管、肛提肌综合征、痉挛性肛门直肠痛） 内分泌和代谢性疾病（严重脱水、糖尿病、甲状腺功能减退症、甲状旁腺功能亢进症、多发内分泌腺瘤、重金属中毒、高钙血症、高或低镁血症、低钾血症、卟啉病、慢性肾病、尿毒症） 神经系统疾病（自主神经病变、认知障碍或痴呆、多发性硬化、帕金森病、脊髓损伤） 肌肉疾病（淀粉样变性、皮肌炎、硬皮病、系统性硬化病） 妇科疾病（子宫肌瘤、卵巢囊肿）
药物	抗抑郁药、抗癫痫药、抗组胺药、抗震颤麻痹药、抗精神病药、解痉药、钙拮抗剂、利尿剂、单胺氧化酶抑制剂、阿片类药、拟交感神经药、含铝或钙的抗酸药、钙剂、铁剂、止泻药、非甾体抗炎药

第三章

明明白白做检查

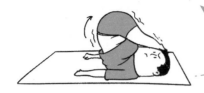

肛门指检

医生，排便困难已经很痛苦，
为什么还要"指检菊花"增加负担？

虽然现在有很多先进检查，肛门指检作为便秘诊疗最初诊断手段，依然发挥重要作用。

① 可全面获得患者会阴区域主观感受

便秘诊断包括患者自身感受，这些通过仪器检查很难体现。作为难治性功能性疾病，通常需要获得更全面、更个体化的病史资料。肛门指检相对其他检查手段，能够更为灵活全面获得便秘患者病史，尤

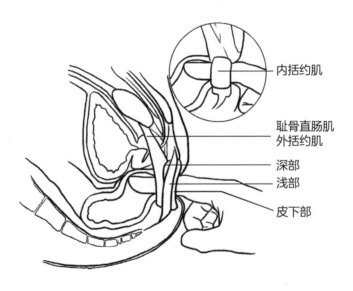

- 内括约肌
- 耻骨直肠肌
- 外括约肌
- 深部
- 浅部
- 皮下部

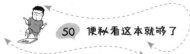

其涉及患者会阴区域主观感受，具有其他检查无法比拟的检查优势。

② 发现多种原因造成的肛门直肠畸形

能够导致便秘的原因很多，除去功能原因，肛门狭窄、直肠狭窄、肛管肿瘤、直肠肿瘤等肛门直肠畸形都可以导致便秘症状，这些如果能通过肛门指检发现，那么可为患者避免很多无关检查，节省患者的诊疗负担和心理负担。

③ 可检测触及质硬欠规整前列腺

盆底包括前中后盆腔处，前盆（前列腺、膀胱）或中盆（子宫）同样可以导致便秘症状，例如前列腺炎症同样可以导致肛门坠胀，以及急迫感通常会被误认为排便困难症状，肛门指检能够触及质硬欠规整前列腺，指导医生即时做出正确鉴别诊断。

④ 发现下垂子宫问题

子宫脱垂可能压迫直肠前壁部分，导致肛门坠胀便秘，肛门指检发现下垂子宫则能够有效辨别导致便秘的真正原因。直肠前突患者肛门指检能够发现显著松弛缺损，可以指导手术方案抉择。

⑤ 能初步判断直肠管力学问题

直肠管壁敏感性推进力异常性同便秘关系紧密，肛门指检能够有效初步判断直肠敏感性推进力改变，指导医生选择合理诊疗方案治疗。

⑥ 可发现手术后吻合口钉等异常异物

目前较多患者有肛门会阴手术病史，肛门指检能够有效发现例如吻合口钉等异常异物，有效指导医生选择合理手术治疗方案。

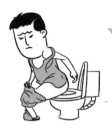

排粪造影

① 可提供有关肛门直肠解剖结构和功能的信息

排粪造影是通过钡剂模拟排便动作，是一种重要的诊断方法，可提供有关肛门直肠解剖结构和功能的信息。

② 使钡剂有更好地排粪模拟效果

排粪造影使钡剂既有黏度，又有硬度，更相近于正常粪便的黏滞力和排便的力学效果，不仅能很好地反映直肠病理病变，也可以很好地反映直肠功能病变。

③ 可实时采集相关数据

排粪造影辐射小、图像清晰，具有动态采集图像进行存储和实时测量数据功能。

④ 排粪造影检查简便

同结肠镜等检查不同，排粪造影无需进行完整的肠道清理准备。只需要预约前使用灌肠剂，2 小时内避免进食，操作简便、接受度高。

⑤ 可做鉴别诊断工作

生育、肥胖和高龄等对盆底疾病的发生起促进因素而导致出口梗阻，排便造影是必不可少的诊断工具。尤其盆底肠疝、会阴下降、子宫脱垂、膀胱脱垂合并患者，需做鉴别诊断。

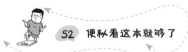

6　全面诊断便秘患者手术失败原因

结肠传输缓慢患者伴有排便障碍综合征，可能导致手术失败，排粪造影能够全面诊断患者病情，供临床医生参考。

7　排粪造影对于出口梗阻型便秘诊断具有重要价值

直肠前突、直肠黏膜内套叠、直肠内脱垂等引起出口梗阻型便秘改变，仅靠排便造影即可诊断。

8　能够从影像特征验证肛门直肠测压

肛门直肠测压确定的直肠肛门抑制性反射丧失的先天性巨结肠患者，排粪造影能够从影像特征进行验证。

9　评估骨盆底功能情况

排粪造影评估直肠排空和容积、肛门括约肌能力以及会阴和盆底肌肉组织等骨盆底功能因素。

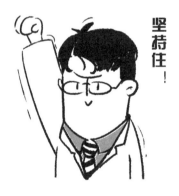

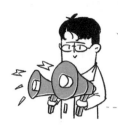

盆腔磁共振成像

医生，我得了便秘，为什么要做盆腔磁共振成像（MRI）检查，是想多做检查？

① 对盆底疾病诊断敏感

盆腔 MRI 检查对导致出口梗阻型便秘常见原因，如直肠前突、直肠黏膜内套叠、直肠内脱垂、耻骨直肠肌肥厚综合征、盆底疝、乙状结肠冗长、会阴下降等盆底疾病诊断敏感。

② 能探查盆底疾病具体情况

排粪造影检查侧重对盆底结构直肠肛管功能，难以显示周围器官子宫、盆腔腹膜、阴道（女性）、膀胱等具体情况，探查盆底缺陷、损伤和疾病，对疾病实施分度和分级，指导医生选择合理治疗方案。

③ 快速对盆底情况做出诊断

盆腔 MRI 检查可对直肠、肛门、盆腔器官（子宫，膀胱）和盆底肌群形态和功能性进行正确评价，不但直接观察盆底软组织情况，如耻骨直肠肌，同时对整个盆底结构可一次扫描成像，能全面评估盆底情况，简便快捷做出诊断。

④ 通过诊断整个盆腔病变，确定诊治方案

女性出口梗阻型便秘患者常伴有压力性尿失禁和盆腔器官脱垂等中前盆腔病变，盆腔 MRI 检查可整体评估和全面诊断整个盆腔器质性

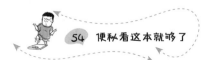

与功能性病变，指导多学科盆底疾病诊治方案。

⑤ 有效评估便秘患者合并其他疾病

例如盆底肌肉断裂、子宫肌瘤、宫颈纳氏囊肿、骶骨囊肿、苗勒管囊肿，盆腔 MRI 检查能够有效评估，协助指定治疗方案。

⑥ 为临床提供详细的盆底解剖信息

对于盆底疝导致出口便秘症状患者，盆腔 MRI 检查能准确显示盆底疝内部结构、疝内容物的形态大小、疝的空间位置和造成毗邻结构的形态异常，指导手术方案，同时发现盆壁结构和盆腔器官存在的器质性病变，即为临床提供详细的盆底解剖信息，降低手术并发症风险。

⑦ 盆底 MRI 检查辐射小

排粪造影虽然辐射小，但对生殖能力较强的年轻女性有一定影响，盆腔 MRI 检查能够完全避免这些风险的影响。

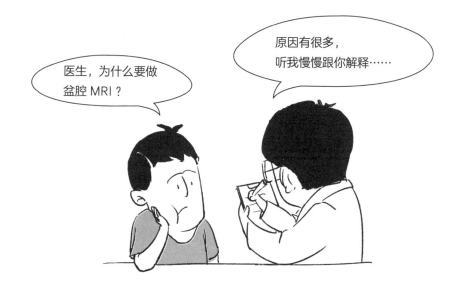

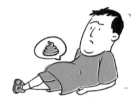

直肠肛管测压

○ 医生，肛门塞进球囊好难受，可不可以不做？ ○

❶ 作为直肠相关性疾病诊疗的必备指标之一

直肠肛管测压可以测定肛门内外括约肌及直肠的动力和直肠敏感度变化，同时是一种安全、非侵入性、较为客观的检测方法，因此，已经被国内外便秘指南作为直肠肛管功能检测和相关性疾病诊疗的必备指标之一，尤其在对功能型便秘诊断分型、发病机制及治疗方面具有优势。

❷ 对直肠管腔内的压力变化具有较高的辨识度

高分辨率 3D 直肠肛管测压对直肠管腔内的压力变化具有较高的辨识度，并且对肛周括约肌解剖结构功能状态的情况，通过 12 导联测压数据进行重建压力模式的直观描述。这些数据有利于临床医师对临床手术治疗及生物反馈等治疗方案进行选择指导。

❸ 可发现不同的肛肠动力学改变和直肠感觉异常

直肠动力及感觉功能异常会导致功能型便秘，通过肛肠动力学检测可发现不同的肛肠动力学改变和直肠感觉异常，对临床医师辨识不同类型的功能型便秘提供参考治疗。

❹ 帮助医生做出正确诊断

直肠的低敏感和高耐受导致出口梗阻型便秘是功能性排便障碍的

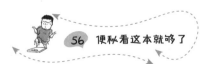

发病因素。通过直肠肛管测压可以使初始及排便阈值升高，帮助医生做出正确诊断，选择合理治疗方案。

⑤ 持续动态监测直肠和肛管动力及感觉功能

使用膳食调理药物治疗便秘患者，直肠肛管测压可以持续动态监测患者直肠和肛管动力及感觉功能，患者接受度高，有效指导药物治疗，例如直肠推动力不足可予全胃肠动力药，直肠感觉功能差可予开塞露等可增加直肠刺激的药物。

⑥ 检测有无盆底肌不协调收缩

接受生物反馈治疗患者，直肠肛管测压可检测患者有无盆底肌不协调收缩，为治疗提供准确数据，并可持续动态监测治疗前后直肠肛管压力变化，进而评估其疗效。

⑦ 作为手术选择参考并持续动态评估术后疗效

保守治疗无效患者可以通过手术纠正便秘症状，直肠肛管测压以作为手术选择的参考并持续动态评估术后疗效。例如松弛型便秘患者可选择经肛吻合器切除术，痉挛型便秘患者建议选择耻骨直肠肌离断术。术后根据直肠肛管测压结果决定是否需要辅助生物反馈治疗局部。

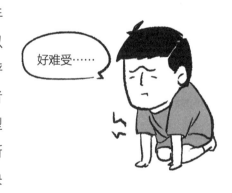

⑧ 可为临床医生相关疾病诊断鉴别失误

对于便秘疾病，例如先天性巨结肠，直肠肛管测压可检测显著直肠肛管反射波形消失，避免临床医生疾病诊断鉴别失误。

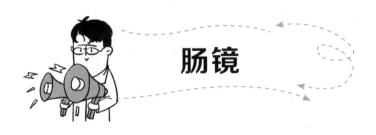

肠镜

医生，我不想做结肠镜，听人说好难受，
你就给我开点药吧！

① 结肠镜检查是专科检查

结肠镜检查是由训练有素的专科医生进行，用以评估导致腹痛、血便、排便习惯改变（如便秘或腹泻）和体重减轻等症状的真正病因。

② 结肠镜检查直肠和结肠

结肠镜是一根长而灵活的管，大约与食指一样粗，末端有一个微型摄像机和灯，用于检查患者直肠和结肠。通过结肠镜，医生可以安全地操纵仪器，仔细检查从肛门到盲肠内壁，获取组织或粪便样本、去除息肉和提供其他治疗。

③ 排除其他原因引起的便秘

便秘患者如果有直肠出血、粪便潜血阳性、缺铁性贫血、体重减轻或梗阻症状，应进行结肠镜检查，排除因癌症引起的梗阻、狭窄和外在压迫而导致的便秘。

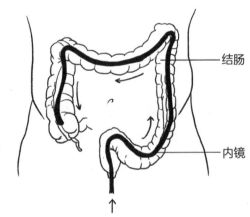

结肠

内镜

④ 确诊肌间神经元的缺失

年轻便秘患者，肛门直肠测压疑似先天性巨结肠病例需要结肠镜活检来检查肌间神经元的缺失确诊。

⑤ 50 岁以前结肠镜检查

目前已有报道认为慢性便秘与结肠癌风险增加有关，建议 50 岁以前未进行过结肠直肠癌筛查便秘患者应接受结肠镜检查。

⑥ 帮助患者选择治疗方案

便秘原因如是急性假性结肠梗阻和神经源性肠道功能障碍患者，当保守治疗失败时，经皮内镜下盲肠造口术作为可选方案，可避免患者开腹手术，减轻患者手术痛苦及经济负担。合并慢传输型便秘出口梗阻型便秘患者，结肠镜能通过发现其特殊表现，例如结肠黑变病，指导临床医生正确评估患者整体状况，帮助临床医生做出合理治疗抉择。

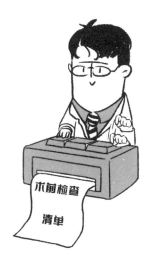

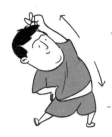

结肠传输试验

医生，腹胀好难受，这些天非要做结肠传输试验检查而要禁止泻药吗？

① 结肠传输试验是一种重要的鉴别诊断手段

结肠传输试验无创伤，检查便捷，检查结果可信度高，是鉴别诊断慢传输型便秘及出口梗阻型便秘的重要检查手段。结肠传输试验通过不透 X 线标记物在结肠内存在的时间和位置来判断结肠的传输功能，能够为临床医生全面评估患者便秘类型程度提供参考。

② 可鉴别诊断真性慢传输型便秘及假性慢传输型便秘

真性慢传输型便秘是结肠病理改变导致的一种疾病，其特征标志物多分布于右半结肠、横结肠，疾病发生机制因为结肠肠壁神经节细胞减少或缺如、损坏所致肠蠕动乏力或受阻引起，保守治疗无效需要手术切除全部结肠或者大部结肠手术。

假性慢传输型便秘是结肠生理功能异常导致，不存在病理性改变，其特征标志物多分布于脾区以下结肠、直肠，是由于粪便含水量减少，推进速度减慢所致，保守治疗通过调节膳食可以恢复，无需手术治疗。

因此，结肠传输试验能够指导临床医生鉴别诊断，避免实施非必要手术。

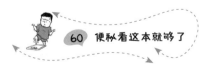

❸ 指导是否进行保守治疗还是手术治疗

患者通过膳食调节进行保守治疗，结肠传输试验结合患者自身排便情况主观数据，提供临床医生客观数据参考，全面评估治疗效果，可以指导是否继续保守治疗还是选择手术治疗。

❹ 结肠传输试验能够显示结肠运输延缓部位

可为临床医生在进行手术方案时抉择指导。例如，全部结肠传输减缓患者建议首选全结肠切除，避免术后便秘无改善或复发，而左半传输减缓患者建议做结肠次全切除，保留回盲部，避免术后患者腹泻症状影响患者术后疗效。

❺ 结肠传输试验能够提示后续检查方向

比如结肠传输正常但便秘的患者，或者结肠传输试验提示标记物处在乙状结肠位置患者，出口梗阻型便秘可能性大，此类患者建议检查排粪造影或者钡剂灌肠明确诊断，根据患者具体病因选择个体化诊疗方案。

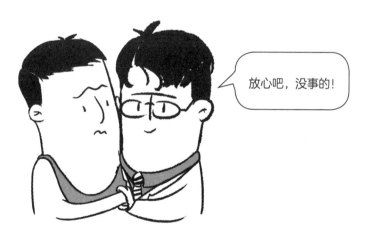

放心吧，没事的！

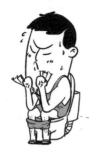

肛门直肠超声内镜

医生，直接将"棒子"放进肛门，
真是难为情，很憋屈。

① 超声内镜检查简单、高效

超声内镜检查无创、简单、高效、可靠，能够为临床医生提供较为全面的病情评估。

② 可获取肛门内括约肌完整状态数据

超声内镜检查肛门内括约肌可在自然无拉伸状态下进行观察，排查肠道器质性疾病同时完善括约肌形态、厚度等数据资料，获取评估更加符合完整状态的数据，为患者提供最真实的临床疾病评估参考。

③ 完善肛门括约肌环形态功能检查评估

正常排便控制包括肛门内括约肌松弛反射、肛门外括约肌（浅部、深部）收缩反射和便意反射组成。因此，肛门内外括约肌缺损、增厚，甚至痉挛，都可能直接导致排便异常，进而便秘、坠胀、失禁等症状。超声内镜可观察到肛管内环、外环肌各层的厚度、层次是否正常，这些数据可完善对肛门括约肌环形态功能检查评估。

④ 超声内镜具有超声及内镜双重优势

不仅能检测有无器质性病变，还可判断导致出口梗阻型便秘因素，例如直肠前突、直肠黏膜内套叠、直肠内脱垂、耻骨直肠肌肥厚综合

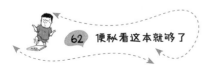

征、肠疝等，结合形态学和功能检查提供临床医生对疾病进行评估，指导临床医生治疗方案的抉择。

⑤ 能够提供功能型便秘严重程度评估

超声内镜检查数据能够量化功能型便秘症状指标。通过超声内镜检查，临床医生可以根据不同患者实际病情制定个体化疾病治疗方案，提高治疗效果并提升满意度。

便秘诊治较复杂，目前相对混乱的治疗现状导致术后疗效差异较大，患者满意度低。术前精准评估能够为医生提供患者较为全面的病情程度评估，为术中手术方式的合理选择提供有益参考，成为便秘诊治疗效的良好保障。

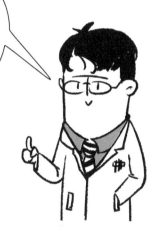

第四章

快速诊断不耽误

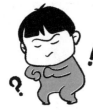

便秘的主要表现有哪些

便秘是一系列症状的总称，指每周排便少于 2 次，并且排便费力，排便时间延长，粪质硬结、量少。它不单纯指大便干燥，而是指排便不顺的状态或排便时伴有疼痛的特殊症状。还包括无便意而排便间隔时间延长，或有便意而粪便排出困难，并常需要其他措施协助排便。

局部症状

便秘是常见的胃肠运动障碍性疾病，严重影响到患者的生活质量。常见症状表现为长期无便意，大便量太少、太硬，排便困难及由排便困难合并的一些特殊症状，如长期大便干结、排便费力、直肠有坠胀感、残便感或依赖手帮助排便。结肠痉挛引起便秘时，排出的粪便呈球形，可引起肛门疼痛，肛裂，甚至诱发痔疮和乳头炎，有时少量水样粪质绕过粪块自肛门流出而形成假性腹泻。

消化道症状

除有排便困难外，还会出现腹痛，特别是下腹部胀满不适或钝痛、肩背酸痛、肠鸣、反胃、恶心、食欲不振、嗳气等症状。

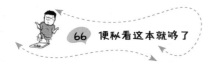

全身症状

　　可伴有头痛、头晕、疲劳、口苦、口臭、心悸、烦躁易怒、精神淡漠、食欲减退等症状，甚至会出现轻度贫血与营养不良等表现。便秘还会引起肌肤粗糙、面部雀斑、黑斑。

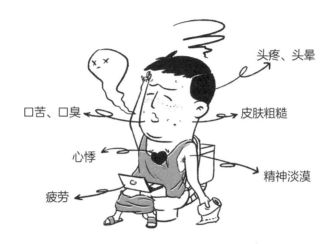

口苦、口臭　　头疼、头晕　　皮肤粗糙　　心悸　　精神淡漠　　疲劳

局部体征

　　便秘对局部体征的危害主要是干燥坚硬的粪块可损伤肛门，引起肛门出血、疼痛等症状。在腹部体检时，常可在降结肠和乙状结肠部位扪及粪块或痉挛的肠段。

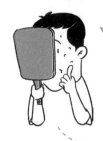

便秘在临床上是如何分类的

出口梗阻型便秘

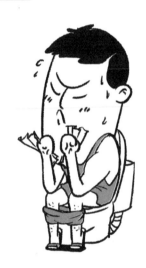

　　出口梗阻型便秘是指排便出口附近组织、器官的功能异常，导致排便困难或羁留性便秘的一种综合征，也叫直肠性便秘。主要症状为排便困难、排便不尽感、里急后重、大便干燥或不干燥亦难排出等。以青壮年女性居多，亦可见老年人。其特点是有便意，但排便时直肠肛门出口处出现排出困难，患者自觉大便在肛门口处不能或不易排出，排便有时要需用手法协助排便，如用手指伸入直肠内抠大便，或在阴道内、会阴部加压协助排便。

◆ 症 状 ◆

　　出口梗阻型便秘主要症状为有便意或缺乏便意。大便到肛门口时，有便排不出，排便不畅、费力、便不尽感或下坠感，排便量少。有的人越想排大便越是排不下来，有的人大便刚结束还想大便等。

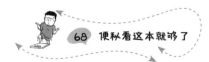

◆ 分 类 ◆

出口梗阻型便秘分为松弛性和痉挛性两类。盆底松弛性便秘常同时伴有多种盆底直肠的解剖学异常，包括直肠前突、直肠内套叠、骶直分离、会阴下降和盆底疝等；痉挛性便秘包括耻骨直肠肌肥厚症、盆底痉挛综合征等。

◆ 临床特点 ◆

（1）有便意或缺乏便意。排便费力、不尽感或下坠感、排便量少。

（2）肛直肠指检时直肠内存有不少泥样粪便，力排时肛门外括约肌呈矛盾性收缩。

（3）排粪造影检查可明确诊断。

（4）全胃肠或结肠通过时间显示正常，多数标志物可潴留在直肠内。

（5）肛门直肠测压时显示力排时肛门外括约肌呈矛盾性收缩等或直肠壁的感觉阈值异常。

◆ 诊断要点 ◆

❶ **有长期排便困难史** 排便有时需用手辅助排便，如用手指伸入直肠内取大便；或在阴道内、会阴部指压协助排便。

❷ **体格检查** 有下列不同表现，如直肠指检肛管内压力增高，直肠黏膜向阴道方向膨出，直肠黏膜松弛，屏气做排便动作不能将直肠内手指推出，盆底肌痉挛或松弛。

❸ **排粪造影** 直肠不能排空，可显示直肠前膨出或直肠内套叠，肛

管直肠角在静息、屏气排便及排便时都小于90°，钡剂不能经肛门排出。

④ **气囊逼出试验** 气囊不能或延迟排出。

⑤ **结肠运输时间测定** 仅在乙状结肠、直肠处存在延迟。

慢传输型便秘

慢传输型便秘（STC）是指结肠的传输功能障碍，肠内容物传输缓慢引起的便秘，又称结肠无力，属慢性、原发性、功能性、结肠慢传输型便秘。症状表现为便意消失或少便意，大便次数减少，粪质坚硬，一般伴有腹胀，病因不清，症状顽固。占便秘的 16%~40%，多发于育龄期女性。近年来随着生活质量日渐提高，慢传输型便秘的发病率有升高的趋势。慢传输型便秘已成为影响人们身心健康的重要因素之一。

◆ 症 状 ◆

① **大便次数减少** 可 5~10 天以上大便 1 次，有的患者甚至高达 1 个月大便 1 次。

② **无便意** 完全没有主观排便冲动，长期腹胀、纳差、依靠泻剂排便，且泻剂的用量愈来愈大，效果越来越差，甚至最后即使用泻剂也完全不能排便。

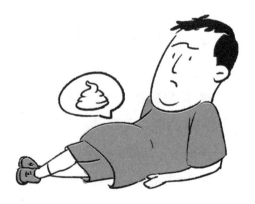

③ **排便时间延长** 排便多有不同程度的困难，一般在

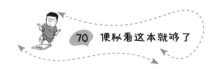

15~45分钟所排出的粪便干结，呈羊粪状、球状。

❹ **伴随症状** 部分患者伴有左下腹部隐痛、不适、恶心、无呕吐。部分患者有焦虑、失眠、抑郁等全身症状。大多伴有痔疮，排便多有不同程度的肛门滴血，粪便表面附着鲜红血迹。

❺ **体征** 慢传输型便秘患者多无特殊体征，部分患者门诊可在左下腹触及增粗的肠管或充满粪团的肠管。

◆ 临床特点 ◆

（1）常有排便次数减少，无便意，粪质坚硬，因而排便困难。

（2）肛直肠指检时无粪便或触及坚硬的粪便，而肛门外括约肌的缩肛和力排功能正常。

（3）全胃肠或结肠通过时间延长。

（4）缺乏出口梗阻型便秘的证据，如气球排出试验正常，肛门直肠测压显示正常。

◆ 诊断要点 ◆

慢传输型便秘的诊断根据病史、体检、影像学和内镜检查不难做出临床诊断。常用的检查方法有以下几项。

❶ **结肠传输试验** 为慢传输型便秘首选的检查方法。可发现全结肠运动缓慢，也可为局部肠段（如直肠、乙状结肠）的通过延迟，但没有机械性的梗阻，有时还可伴有出口梗阻型疾病。

❷ **排粪造影** 了解有无合并出口梗阻型便秘。

❸ **肛门直肠测压** 排除先天性巨结肠症引起的便秘。

④ **纤维结肠镜检查** 结肠镜检查的主要目的是排除肠道器质性病变，有时可见直肠内脱垂及结肠黑变病的表现。

⑤ **小肠传输试验** 目前国内采用山梨醇－稀钡氢呼气试验。主要用于测定胃和小肠的传输功能，诊断是否合并全消化道传输迟缓。

直肠前突

直肠前突是指直肠前壁和阴道后壁向前突入阴道穹窿，它是由于直肠前壁、直肠阴道隔和阴道后壁薄弱所形成，长期在排粪时粪便的压迫下向阴道内凸出，从而引起便秘，又称直肠前膨出症。主要发生于中、老年经产女性，男性很少见。

◆ 症 状 ◆

直肠前突有许多症状，最常见的症状是便秘。便意频繁而排出困难、费力或排便不尽感，排便时肛门和会阴部坠胀感，部分患者需在肛门周围加压帮助排便，或将手指伸入阴道以阻挡直肠前壁凸出，甚至用手指伸入

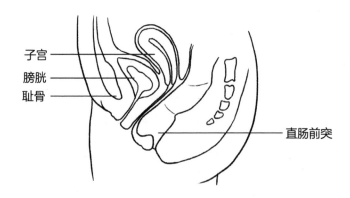

子宫
膀胱
耻骨

直肠前突

直肠内抠出粪块。少数患者有便血或肛门直肠疼痛或排尿困难。

◆ 分 度 ◆

1999 年全国便秘诊治新进展学术研讨会拟订的直肠前突分度标准，根据排粪造影检查，将直肠前突深度分为三度：轻度前突深度为 6~15mm，中度为 16~30mm，重度大于 31mm。深度在 20mm 以下的直肠前突常见于健康无症状者。

◆ 诊断要点 ◆

正常人也可出现直肠前突，但无排便困难，因此除有典型症状外，尚需结合查体和排粪造影方可明确诊断。

❶ 直肠指检 做排便动作时可见阴道后壁呈卵圆形膨出。肛门指诊在肛管上方的直肠前壁触及凹陷的薄弱区，做排便动作，可使薄弱区向前方突出更明显，重者可见阴道后壁推至阴道外口。

❷ 排粪造影 是诊断直肠前突的可靠影像学依据。力排相直肠前下壁向前突出呈囊袋状，边缘光滑，内有钡剂潴留，黏膜相囊袋内仍潴留钡剂。该检查可测量直肠前突的形态、大小、长度以及深度，可发现合并症如直肠内套叠或盆底失弛缓综合征等。

直肠内套叠

直肠内套叠是指直肠黏膜层或直肠壁全层在排便过程中下垂，向内折入远端的直肠腔甚至肛管内，从而阻塞消化道出口，造成排便困难。类似人们所说的"脱肛"，只不过其脱垂程度较轻，尚未达到肛门外，也叫直肠黏膜脱垂、直肠内脱垂。过多松弛的直肠黏膜在直肠腔下端堆积，肛门的外观正常，故又称隐性脱垂，容易被患者和医生所忽略。

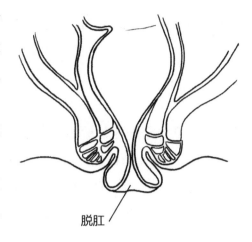

脱肛

主要见于女性，男女患者比例约为 1:6，青年、中年及老年均可发病。

◆ 症 状 ◆

主要是排便困难，排便不尽感，肛门堵塞感，用力越大阻塞感越重。患者常将手指或栓剂插入肛门帮助粪便排出。其原因为插入肛门的手指或栓剂将下垂的直肠黏膜推回复位，解除了梗阻的原因。久而久之，患者由不自觉到自觉地采取这种方法帮助排出大便。有些患者在排便时有下腹部或骶部疼痛，偶有血便或黏液便。部分患者伴有精神症状，多为忧郁或焦虑。晚期阴部神经受损，可有部分失禁。

◆ 诊断要点 ◆

多数患者有长期便秘史，排便需数小时。当患者主诉直肠内有阻塞感、排便不全、便次增多但每次大便量少时，就应考虑到直肠内套叠的可能。由于脱垂的直肠黏膜在患者平卧或侧卧时常常复位，因此

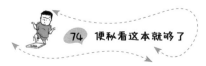

一般的检查如纤维结肠镜、肠道钡剂灌肠等不易发现本病，诊断主要靠医生对直肠的指诊及排粪造影。

❶ 直肠指检　可发现直肠下端黏膜松弛或肠腔内黏膜堆积。

❷ 排粪造影　可观察到排粪时直肠内的动态变化，是直肠内套叠最具价值的诊断方法。典型的表现是直肠侧位片可见黏膜脱垂呈漏斗状影像，部分患者有骶骨直肠分离现象。如存在上述表现，直肠内套叠的诊断可基本成立。

盆底肌痉挛综合征

◆ 症　状 ◆

盆底肌痉挛综合征是指用力排便时，以盆底肌肉收缩而不松弛为特征的一种功能性疾病。其主要症状是排便困难，排便不规则，排便时间延长等。是一种功能性改变，故需以保守治疗为主。

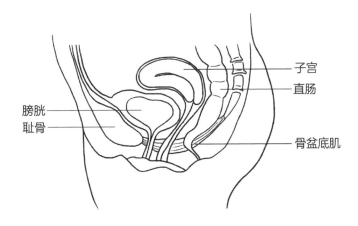

① **直肠指检** 需要依靠特殊检查，直肠指诊时仅可发现患者肛管肌肉的张力较高。

② **排粪造影** 其检查结果最直观可靠，可发现患者在用力排便时肛管与直肠之间的夹角（称肛直角）小于90°，且整个排便过程中此角度变化不大；而正常情况下用力排便时此角度多在120°左右，即肛管与直肠趋于拉直，以利于粪便排出。

③ **肛管直肠测压** 可见肛管的静息压、收缩压、括约肌功能及肛管的长度均正常，肛管、直肠的抑制反射存在。有时患者还可合并存在直肠前突、直肠内套叠等其他常见出口梗阻型疾病。

盆底失弛缓综合征

盆底失弛缓综合征，是指患者排便时，盆底横纹肌反射性弛缓功能失常，导致外括约肌及耻骨直肠肌等反常收缩，粪便不能顺畅排出体外的一种病症；是由于支配盆底横纹肌的神经反射异常而引起的一组症候群。包括耻骨直肠肌综合征和盆底痉挛综合征。其临床特征为排便时盆底肌不松弛甚至反常收缩，从而阻塞盆底出口，引起排便困难。

◆ **症 状** ◆

主要症状为缓慢、进行性加重的排便困难。排便需过度用力，常

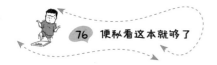

大声呻吟，大汗淋漓，排便时间延长，每次需 0.5~1 小时。排便需灌肠或服泻剂，且泻剂用量逐渐增大，便次频繁，排便不畅感，排便前后常有肛门及骶骨后疼痛，或直肠下段重压感。

◆ **诊断要点** ◆

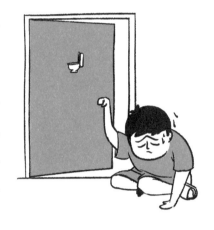

　　诊断盆底失弛缓综合征除需注意上述症状外，还应进行直肠指检及如下特殊检查。

　　① **直肠指检**　可发现肛管紧张度增高，做排便动作时，肛管及盆底肌不放松或反而收缩，严重者可出现肛管长度增加，肛直环肥厚、僵硬呈"搁板"状，直肠壶腹后方扩大。

　　② **特殊检查**　为肛管压力检测：静息压及收缩压均增高，括约肌功能长度增加，可达 5~6cm。气囊排出试验超过 5 分钟或不能排出。

　　③ **盆底肌电图**　显示静息时电活动正常或轻度增加，做排便动作时电活动增加，并可有反常电活动。

　　④ **大肠传输试验**　有明显的直肠滞留现象。

　　⑤ **排粪造影**　示排便动作时，肛直角不增大，甚至更小；钡剂排出少，排出时间长。

耻骨直肠肌综合征

耻骨直肠肌综合征是一种以耻骨直肠肌痉挛性肥大，致使盆底出口处梗阻为特征的排便障碍性疾病。其确切的发病原因还不清楚，可能与局部炎症，如坐骨直肠间隙脓肿及滥用泻药有关。起病缓慢，病程较长。

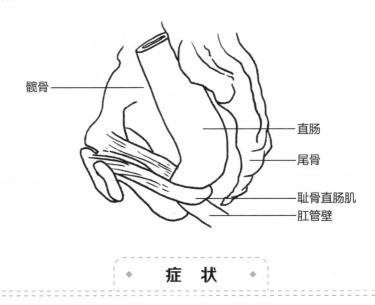

髋骨

直肠

尾骨

耻骨直肠肌

肛管壁

◆ 症 状 ◆

主要表现为排便困难。排便费力费时，每次排便常需 0.5~1 小时或者更长时间，甚至出现大汗淋漓、大声呻吟，越用力粪便排出越困难，甚至排气也困难。便条变细变扁，便后肛门坠胀、排便不畅感，排便前后常有肛门及骶骨后疼痛，或直肠下段重压感。常需泻剂或灌肠等方法辅助排便，且用药量越来越大。

当患者有缓慢、进行性加重的排便困难病史，应考虑患本病可能。同时还应依靠下列检查。

① **直肠指检** 是诊断此病最简单的方法。会发现肛管的紧张度增高，肛管明显延长，并可触及明显肥大、质地较硬且有触痛的耻骨直肠肌。

② **肛管直肠压力测定** 因无创、灵敏度和特异性高，是诊断该疾病的首选方法。静息压及收缩压均增高，括约肌功能长度增加，可达 5~6cm。

③ **排粪造影** 是诊断耻骨直肠肌综合征的重要手段，各项测量值虽然正常，但静止及排便时都可见到特殊的"搁架征"。

④ **盆底肌电图** 静息时电活动正常或轻度增加，做排便动作时电活动增加，并可有反常电活动。

⑤ **气囊排出试验** 超过 5 分钟或不能排出。

⑥ **结肠传输试验** 用来排除结肠慢传输性便秘。

⑦ **病理检查** 是最后确诊的主要依据。在手术切除的肌肉标本中可见到肌肉细胞肥大及纤维化。

内括约肌失弛缓症

内括约肌失弛缓症是以顽固性便秘和排便极为困难为主要症状的一种肛管直肠功能紊乱性疾病。也称为内括约肌痉挛性便秘，也是出口梗阻型便秘的一种。正常情况下，内括约肌与外括约肌和耻骨直肠肌一起，维持人体对排便的自制。如果在排便过程中内括约肌不能协调地松弛，就会导致肛管、直肠和内括约肌的神经－肌肉运动功能失常，粪便滞留于直肠甚至乙状结肠内，就会引起顽固性便秘，故命名为内括约肌失弛缓症。女性较男性多见，男女患者比例为 1∶10。本病可发生于任何年龄，但以 30~50 岁多见。

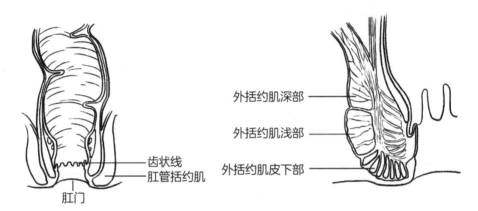

齿状线
肛管括约肌
肛门

外括约肌深部
外括约肌浅部
外括约肌皮下部

◆ 诊断要点 ◆

诊断此病除有无痛性排便困难外，尚有排便费力、粪便干结，患者常有用手挤压下腹部或取蹲位的习惯，甚至用手帮助排便。还必须依靠有关特殊检查，包括排粪造影、肛管测压及盆底肌肌电图等。

❶ 排粪造影 可见用力排便时肛管不能开放，直肠扩张，造影剂无法排出。

❷ 肛管测压 其主要表现是肛管静息压升高，直肠内压升高时肛管压力下降不明显或升高，直肠容积明显增加。

❸ 盆底肌肌电图检查 由于上述表现也可见于盆底肌痉挛的患者，

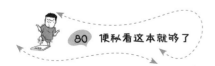

因此欲与之鉴别，必须进行盆底肌肌电图检查，可发现有肛管内括约肌的放电频率及放电间隔异常，对本病的最后诊断有重要意义。

会阴下降综合征

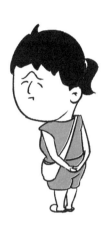

　　会阴下降系指患者在安静状态下会阴位置较低，用力排便时，会阴下降程度超过正常范围。若同时伴有排便障碍的临床表现，则称为会阴下降综合征，本病是因为盆底肌肉变性、功能障碍所致，是一种盆底疾病。多见于女性，单发者较少，多与其他便秘合并发生。

◆ 症 状 ◆

　　本病突出症状是排便困难，每次排便费时费力，且有排空不全感。有时患者在排便时需将手指插入肛门以推回脱垂的直肠黏膜，直肠内有胀感，促使产生反复的排便动作。会阴部疼痛也是主要症状，长期站立或久坐后出现难以定位的深部会阴疼痛或不适，平卧休息时减轻，疼痛与排便无明显关系。严重者有直肠出血、大便失禁及子宫脱垂等。

◆ 诊断要点 ◆

　　根据以上临床表现并配合以下检查可确诊。

① **用力排便时**　会阴平面低于坐骨结节平面，努臀时会阴部明显突出。

② **直肠指检**　肛管张力低。

③ **直肠镜检**　偶见直肠前壁黏膜脱垂或溃疡。

④ **排粪造影**　排便动作时，肛管直肠角低于耻骨联合尾骨尖联线2.5cm。

⑤ **肛肠动力学检查**　肛管静息压、最大收缩压常降低，完全抑制容量变小。

⑥ **肛门肌电图检查**　可有神经源性或肌源性损害。

孤立性直肠溃疡综合征

孤立性直肠溃疡综合征是一种少见的慢性非特异性良性疾病。有排便困难、血便、黏液便、肛门疼痛及直肠黏膜溃疡等特点。多见于青壮年，男女差别不大。

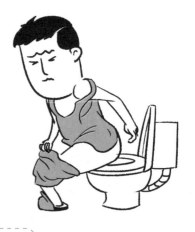

◆ 症 状 ◆

孤立性直肠溃疡综合征最常见的症状是大便时直肠出血，血色鲜红，量通常不多，并常有黏液样大便。有时在排便时肛管内有阻塞感，

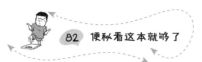

多次排便仍无法排净。有时需用手指插入直肠内辅助排便。此外还会有会阴部、骶部及髂窝部的轻微疼痛不适。

◆ **诊断要点** ◆

诊断此病除需注意上述症状外，应进行直肠指诊及肠镜检查。

①直肠指检 可在肛管、直肠交界处触到局部黏膜增厚，形成变硬的结节，并可有压痛。

②直肠镜检 会见到溃疡多位于距肛缘 10cm 左右的直肠前壁，多为单个，也可为多个。另外还可发现直肠黏膜发红及水肿。

盆底疝

盆底疝是指腹腔脏器疝入异常加深的直肠子宫或直肠膀胱陷窝内，或者疝入盆底异常间隙或正常扩大的间隙内。包括盆底腹膜疝、闭孔疝、子宫切除后会阴疝等，男女均可发生，女性多见。因疝囊内有小肠、乙状结肠或子宫等疝内容物，主要靠盆腔、阴道、膀胱及排粪同步造影检查明确诊断。

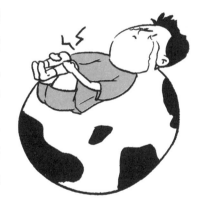

盆底疝是一个隐匿的疾病，症状主要以肛门坠胀、排便不畅、排便中断、排便费力为主，临床特点是越用力排便，以上症状越重，平卧休息或进行膝胸位锻炼时会减轻甚至消失。

1 直肠指检 先进行直肠指检，明确盆底疝首先应进行直肠指检，患者取左侧卧位，医生将食指置于患者直肠前壁，嘱患者行排便动作，可感受到一个柔软的包块向下冲击，排便动作完成后包块消失。

2 直肠镜检 患者取膝胸卧位，进行直肠镜检查，嘱患者行排便动作，可见直肠前壁有一柔软包块突入肠腔，排便动作完成后包块消失。

3 其他检查 如盆腔造影、盆腔动态多重造影、核磁共振排粪造影均可明确盆底疝的存在，并可测量疝囊的大小、位置，判断疝囊的严重程度。

肠易激综合征

肠易激综合征（IBS）是指一种以整个肠道对刺激的生理反应过度

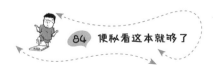

或反常为特点，以胃肠功能紊乱为主要表现的胃肠道功能性疾病。主要症状是结肠痉挛性腹痛，便秘或便秘与腹泻交替以及有时粪便中带有大量透明黏液，同时伴有消化不良症状，如上腹胀满、嗳气、恶心、呕吐等，还伴有全身性的神经官能症表现，如心悸、气短、胸闷、乏力、多汗、头痛等。

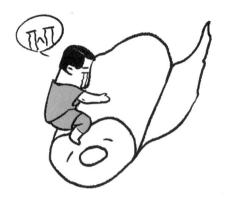

◆ 诊断要点 ◆

肠易激综合征是一种功能性病变，即症状可能较重，但检查时不一定会有阳性结果发现。此类患者多有全身性神经症症状，并有以下特点，可用于本病的诊断。

便秘是此病的主要症状。患者平时粪便量少，每周仅 1~2 次，有时甚至 10 余天才解大便 1 次，经常使用泻剂维持排便。由于肛门肌肉过度收缩，大便常呈细条状，有时会使患者怀疑自己患了直肠癌并因此四处寻医。腹泻也是本病具有特征性的症状。常在情绪激动、精神紧张时发生，或在紧张以后突然出现。腹痛与腹胀腹痛常为绞痛，有时疼痛程度难忍，可持续出现数分钟或数小时，排气、排便后完全缓解。

❶ 大便常规、细菌培养及寄生虫检查　均正常。

❷ 结肠 X 线检查　常无异常发现。

❸ 纤维结肠镜　观察肠黏膜正常，但在插入肠镜时可引起肠管痉挛疼痛。

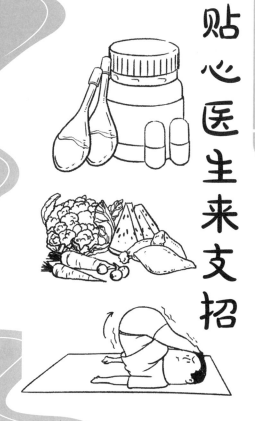

第五章

贴心医生来支招

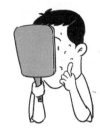

如何选择最佳治疗方法

便秘的治疗原则

便秘的治疗原则是根据便秘轻重、病因和类型进行综合治疗，以恢复正常的排便习惯和排便生理。

① **消除病因** 像治疗任何疾病一样，对便秘的治疗，必须首先查明原因。患便秘的人，必须首先到医院检查，采取病因治疗，不要盲目地仅仅用泻药对症治疗。

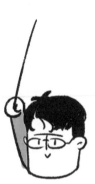

② **饮食调节** 良好的饮食及排便习惯是便秘治疗的基础。

③ **防微杜渐** 即强调早期发现，早期治疗，或是轻微的便秘，也不要忽视。

④ **耐心调治** 有些功能型便秘，如习惯性便秘或顽固性便秘，治疗起来很棘手。患者一定要与医生配合，制定系统的综合治疗计划，包括生活起居、饮食疗法、体育锻炼、医疗体育以及良好排便习惯的培养、药物配合治疗等，进行系统、有计划地耐心治疗。

⑤ **慎用泻药** 特别是不能滥用泻药。随便滥用泻药，结果会造成胃肠功能更加紊乱，加重便秘，或形成对泻药的依赖性等。

⑥ **慎选手术** 如果药物治疗无效或患者强烈要求，可考虑手术治疗。

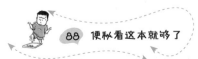

便秘的治疗目的

（1）恢复正常排便频率和正常粪便稠度。

（2）解除便秘引起的不适。

（3）维持适当的排便规律而无需人为的帮助。

（4）缓解可致便秘症状的原发病。

正确认识便秘的治疗

便秘是一种常见病，很多人都患有不同程度的便秘，此病虽常见，但其带给患者的危害不容小觑。在便秘的治疗上，当前有许多患者由于对便秘防治知识的缺乏，陷入了许多治疗误区。

另外，还有些患者长期使用便秘药物，包括开塞露、酚酞（果导）、泻药、保健茶等，却认识不到药物治疗便秘的不良反应。果导、泻药、减肥茶之类均含有泻药成分，长时间使用不仅会形成药物依赖性，而且会频繁刺激肠道，引发肠功能紊乱，从而形成结肠黑变病。而这类患者中有20%可并发结肠癌，危及患者生命。除病因治疗外，针对特发性或顽固性便秘的治疗包括手术及非手术治疗。其中非手术治疗是最为广泛的方法，如果使用得当，大部分便秘患者的症状均能得到改善或根除。所以，一旦患有便秘，应及时采用专业科学的方法进行治疗。

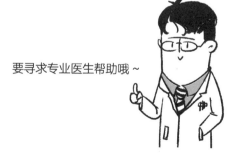

要寻求专业医生帮助哦～

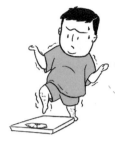

便秘的治疗方法有哪些

近年来，多学科联合团队（MDT）诊疗模式在肿瘤等疾病中得到了较好的推广，也取得了很高的临床应用价值。有必要将 MDT 引入到便秘的治疗中，依托心理医师的干预、营养师的膳食指导、康复科的功能锻炼康复、内科医师的药物应用、必要的外科手术干预等综合治疗手段，将会极大地提高便秘患者的治疗效果。

◆ 一般治疗 ◆

加强排便生理教育。建立合理的饮食习惯及坚持良好的排便习惯，同时应增加体育活动。便秘患者增加更多的水和食物中纤维素的摄入，是最基础治疗。不过膳食纤维对于改善轻度至中度便秘是有效的，但对于严重便秘效果不明显。建立良好的排便习惯包括患者在晨起或餐后 2 小时内尝试排便，排便时尽量集中注意力，减少外界因素的干扰。增加体育活动可部分改善便秘患者的症状。

◆ 药物治疗 ◆

选用适当的通便药物。选择药物应以低毒、不良反应小及无药物依赖为原则，常选用的药物如膨松剂和渗透性通便剂。对慢传输型便秘，还可加用促动力剂。对于慢性便秘患者，应避免长期应用或滥用刺激性泻剂。对粪便嵌塞的患者，清洁灌肠一次或结合短期使用刺激性泻剂以解除嵌塞。解除后，再选用膨松剂或渗透性药物，保持排便通畅。开塞露和甘油栓有软化粪便和刺激排便的作用。

心理治疗与生物反馈治疗

中、重度的便秘患者常伴有焦虑、甚至抑郁等心理因素或障碍，应予以心理科认知治疗，使患者消除紧张情绪。生物反馈疗法适用于功能性出口梗阻型便秘。

外科治疗

如经严格的非手术治疗后仍收效不大，且各种特殊检查显示有明确的病理解剖和确凿的功能性异常部位，可考虑手术治疗。

积极治疗便秘相关疾病

一些相关疾病也会造成或加重便秘，需要积极防治。如过敏性结肠炎、大肠憩室炎、结肠肿瘤、结肠狭窄，甲状腺功能低下、糖尿病，子宫肌瘤，铅、汞等金属中毒等。

便秘的行为训练疗法

排便锻炼是一种行为训练治疗方式。一般在早餐或清晨起床后进行，尤以早餐后为宜，因为这段时间结肠推进作用较为活跃，易于启动排便。无论有无便意，都应用力做排便动作，反复多次，持续时间一般较平时排便时间长 5 分钟左右。在模拟排便的过程中，应将双手压在腹部，做咳嗽动作，以增强腹压，促进排便。此外，应集中注意力，不能同时看报、吸烟或干其他事情。如果未启动排便，则在午餐后或晚餐后再次进行，并适当延长时间，直至排便。以后再坚持在固定时间内排便，养成良好的排便习惯。

用定时排便方法结合轻泻剂清肠治疗习惯性便秘。在训练前，宜先清肠，可用生理盐水清洁灌肠，2 次 / 日，共 3 日。也可口服电解质平衡液，内含聚乙二醇可达到清肠目的。清肠后可口服轻矿物油，每日 5~15ml/kg，或乳果糖 15~30ml/d，使便次至少达到 1 次 / 日。同时鼓励患者早餐后排便，如仍不排便，还可鼓励晚餐后再次解便，使患者渐渐恢复正常排便习惯。一旦餐后排便有规律地发生，且维持 2~3 个月以上，可逐渐停用泻药。如在过程中有 2~3 日不排便，仍要清肠，以免再次发生粪便嵌塞。这种通过清肠、服用轻泻剂并训练排便习惯的方法，常用于治疗习惯性便秘，其成功率可达到 70%~80%，但也有不少人会复发。

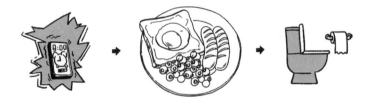

便秘的体育疗法

为了提高整个机体的紧张度，加强生理排便功能，恢复正常的排

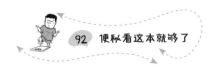

便反射机制，可按下列办法进行体育训练：①在全面锻炼的基础上，着重练习腹肌和腰部动荡的动作，如仰卧起坐、跳高、跳远、高抬腿踏步、划船及球类运动；②练习膈肌运动的腹式呼吸；③练习扭腰甩臂，甩动两手或双手捶击腰部和脐部。

便秘腹式呼吸运动

吸气时鼓腹并放松肛门、会阴；呼气时收腹并缩紧肛门、会阴。气呼尽略加停顿，再进行呼吸。如此反复6~8次。

● 便秘医疗体操

第1节屈腿运动：仰卧位，两腿同时屈膝提起，使大腿贴腹反复十几次。

第2节举腿运动：仰卧位，两腿同时举起，膝关节保持伸直，然后慢慢放下，重复10余次。

第3节踏车运动：仰卧位，轮流伸屈两腿，模仿踏车运动，伸屈运动范围尽量大些。

第4节仰卧起坐：从仰卧位起坐，坐起后两手摸足尖，再倒下，如此反复4~8次。

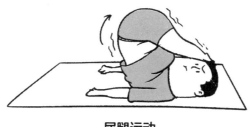

屈腿运动

便秘的药物治疗

便秘的药物治疗目的

如果已经出现大便不畅，就要适当运动，同时要多吃粗纤维食物、多喝水，更重要的是建立生理性排便反射。大多数人都具有定时大便的习惯，到时自然会产生便 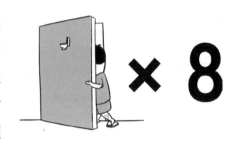 意。其实，这种生理性排便反射人人都会有，后来由于某种原因，一部分人这种反射消失了，就会发生便秘。我们用药物治疗便秘的目的就是借助药物建立正确的生理性排便反射，而不是单纯地用药物刺激肠道排便。恢复这种排便反射，将来即使撤掉药物，仍会定时有便意。如果单纯靠药物解决排便问题，往往吃药就拉，不吃就不拉。生活中，有人吃某种药有效，一段时间后耐药了，然后再换别的药，换来换去，吃什么药都不管用了，这种方法是不科学的。

治疗便秘的泻药有哪些

便秘是常见的一种肠道疾病，许多人都会患病，其中常见的便秘治疗方式是药物治疗。对于部分便秘严重者，可酌情应用泻药。泻药的基本作用为刺激肠道分泌和减少吸收、增加肠腔内渗透压和流体静力压。而使用药物的目的，不仅仅是为了图"一时之快"，重要的是要使患者恢复生理性排便。

按照泻下通便的机理，目前市面上常见的腹泻药如下。

刺激性泻药

刺激性泻药作用快，效力强，药物或者其代谢的产物可对刺激肠合成和释放炎症介质引起肠腔积液而腹泻，使肠蠕动加强，从而促进粪便排出，适用于排便动力衰弱者。该类药主要有：如番泻叶（每次 3~6g）、蓖麻油（每次 10~30ml）、大黄（大黄片，每次 0.3~0.5g）或大黄苏打片（每次 2~3 片）及酚酞等。刺激性泻剂多半在肝内代谢，长期服用可引起结肠黑变病，反而加重便秘，但停药后病变可逆。酚酞直接作用于结肠，部分酚酞在小肠内吸收，存在肠肝循环，故其作用时间延长。

但要注意，此类泻药是便秘患者经常自服的药物，此类药因为刺激肠黏膜和肠壁神经丛，并可能引起大肠肌无力，形成药物依赖。因而主要用于大便嵌顿和需要迅速通便者。如果长期使用，能引起肠道应激性降低的不良反应，所以不宜常用。

稀释性泻药

又称容积性泻药。因这类泻药不被肠壁吸收而又溶于水，能在肠内形成很高的渗透压，阻止肠道吸收水分，故能在肠中吸收大量水分，使水分和食糜容量增大。由于容量大，肠道被扩张，机械性地刺激肠道，引起肠蠕动增强而排便，起到导泻作用。这类泻药能使肠内容积增大，同时口服后很难吸收，容积性泻剂能起到膳食纤维的作用，使液体摄取增加。含多糖或纤维类，包括多纤维食物，能膨胀成润滑性凝胶，使肠内容物易通过，并促进肠蠕动，一般 12~24 小时有效。如琼脂（每次 15~30ml，每日 1~2 次），甲基纤维素（1.5~5g/d），葡甘聚糖（1.5~2 克/次，3 次/天）。

这类泻药可长期应用，特别适用于进食少渣饮食者、孕妇或停用刺激性泻药者，服药时鼓励患者多饮水，以免发生肠梗阻。

润滑性泻药

这类泻药能润滑肠壁、软化大便，使粪便易于排出。口服或灌肠后可包在粪团外使之易于通过肠道，并可减少肠道水分的吸收。如甘油、矿物油或石蜡油、食用植物油等，每次 10~30ml。

这类药主要的缺点是口感差，作用弱，长期应用可干扰脂溶性维生素 A、D、K 以及钙、磷的吸收，故以餐间服用较合适。适用于粪便特别干结，和年老体弱、排便动力减弱的患者。肛门括约肌松弛者不宜服用，因油从肛门流出易沾污衣裤。口服时注意吸入肺内可引起肺脂性肺炎，故不宜临睡时服用。

渗透性泻药

含不吸收的糖类（乳果糖、山梨醇）的电解质混合溶液。乳果糖和山梨醇不被人体吸收，经结肠细菌降解成低分子酸类，增加粪便的渗透性和酸度。服药后由于吸收少，肠腔内渗透压提高，从而肠腔内容量增加，刺激肠蠕动。山梨醇（每次 5~10g，2~3 次 / 天），60% 乳果糖（每次 5~10g，3 次 / 天），对肝性脑病患者尤为适用。为了减少对直肠激惹及引起腹泻的不良反应，要适当地调整剂量，使其达到通便的目的。此类药物尤其适宜于老年人、孕产妇、儿童及术后便秘者，糖尿病患者慎用。主要缺点是在细菌作用下发酵产生气体，引起腹胀等不适感。

盐类泻剂如硫酸镁（每次 10~20g）、镁乳（每次 15~30g）、氧化镁（每次 1~3g），含有不被吸收的阳离子和阴离子，由于渗透压的

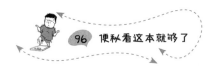

作用，使腔内保留足够的水分。其中镁离子能刺激胆囊收缩素释放，促进肠蠕动。由于部分镁离子能吸收，对于肾功能不全的便秘患者，宜慎服用，服药时宜多饮水。

软化性泻药

多库酯钠盐是阴离子表面活化剂，能降低粪便表面张力，使水和脂质混合，软化粪便，特别适用于排便时不宜用力的短程治疗，如多库酯钠片，成人 1~3 片 / 天。

灌肠剂及栓剂

适用于粪块嵌塞或作为慢性便秘者的临时治疗措施。如温盐水 2000~3000ml、温水 500~1000ml、肥皂水 75ml 加温开水至 1000ml、甘油栓及开塞露等。

肠动力药

5-羟色胺受体 4（5-HT4）激动剂。莫沙必利、西沙必利等有促胃肠动力作用，普芦卡必利可选择性作用于结肠，通过加强肠肌张力来发挥作用，但常需要与其他药联合使用。替加色罗对便秘型的肠易激综合征有一定疗效，特别适用于已经用过渗透性泻药和肠用纤维素仍无效的患者。

促分泌药

利那洛肽被美国食品药品管理局（FDA）批准上市，成为全球首个用于治疗便秘型肠易激综合征（IBS-C）的鸟苷酸环化酶 -C 激动剂。是中国首个促分泌剂，服用方便，安全性好，患者治疗满意度高。

◆ 便秘患者如何选择泻药 ◆

目前临床上对一些中、重度便秘患者，可以使用一些缓泻剂进行治疗。对于慢性便秘患者不建议使用刺激性很强的药物。刺激性强的药物多应用于急性便秘患者，吃完后很快排便，但是这种药吃的时间长了，会产生耐药性，而且由于药效强，很容易出现脱水的现象，导致电解质紊乱、营养吸收不良，甚至出现脑血管意外。

1 一般首选容积性泻剂 如膳食纤维制剂，包括植物纤维素和甲基纤维素。作用时间快，服后4~6小时即可排出水样粪便，常伴有腹痛。主要用于急性便秘、顽固性便秘，不宜常用，服药后应多饮开水。尤其适用于孕妇、儿童及老年患者。还要口服微生态制剂，调节肠道微生态平衡，对缓解便秘和腹胀起到一定作用。当上述治疗无效时，可使用渗透性泻剂，增加排便次数、改变大便形状、缓解腹痛。比如乳果糖口服溶液，它可以使得肠道的蠕动加强，由于作用力缓和所以不会产生腹痛，不良反应小，适合各个年龄段的人群和一些特殊人群，如老人、成年人、小孩、妊娠期女性（早孕阶段及生产之前不宜吃），心脑血管病患者、糖尿病患者亦可服用。

2 刺激性泻药的应用 在短期内作为二线药物治疗慢性便秘；作用慢，宜临睡前服用，一般服后6~8小时排便。长期使用刺激性缓泻剂可造成肠道平滑肌萎缩，使肠道蠕动功能更差，并可能对肠道造成慢性损害，如结肠黑变病。

3 润滑性泻药适用于年老体弱者 液体石蜡每晚临睡前服10~20ml，第二天早晨起床排便，有利于养成定时排便的条件反射。

4 当饮食调节和应用各类缓泻剂均无效时，可考虑应用促动力药及促分泌药 如普芦卡必利、鲁比前列酮和利那洛肽。其中鲁比前列酮可以有效治疗吗啡引起的便秘。

⑤ 妊娠及月经期一般禁用剧烈泻药　肠道器质性病变，如肠梗阻，一般也不用泻药。

⑥ 通过肛门灌注甘油制剂　适合直肠粪便嵌塞者。

◆ 服用泻药注意事项 ◆

由于泻药的作用和人体的敏感度不同，用药过程中在医生的指导下可通过观察药效找出各人适宜的药量和频次，以达到大便不干不稀、既无腹泻又不便秘的程度是最为理想的。

① 用法用量　由于各种泻药的作用原理不同，在用药前必须了解各种泻药的药性、用法用量和禁忌等问题，以免发生差错。同时要根据不同的目的选择应用：如果是为了清洁肠道可选药性峻猛的药物；如果是为了泄热通便可用苦寒泻下药物；如果是为了润肠通便只要选服润肠通便之类的药物。

② 不良反应　因为各类泻药都有不同的不良反应，所以一般不宜长期服用。长期服用缓泻药易形成依赖性，可能使便秘越来越严重；同时可能还会导致营养物质的丢失，引起贫血，水电解质失衡，导致体重过低，抵抗力下降，营养不良等并发症；也会引起其他肠道病变。

如果需要较长时间使用泻药者，应注意在医生指导下需要经常调换泻药的品种。因各种泻药的药性不同，作用原理不同，交替使用可以减轻不良反应。

③ 服用剂量　服用泻药要从最小剂量开始。人体对泻药有适应性和耐受性，长期服用就会使药效减低，比如果导片有人开始时服 1 片就有效，用药时间长了即使增加到 10 粒左右也不起作用。如剂量增加

过大就会增加不良反应，所以在使用泻药时，一定要从最小剂量开始；服药后如果出现腹泻，就说明药量过多，下次就应适当减量。反之，服药后排出的大便仍然是干燥的，就需逐渐适当增加剂量或更换泻药的品种。

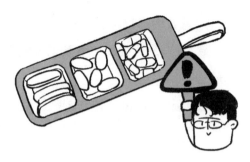

❹ **服药时间** 润肠通便药最好在每晚临睡前一次服用，早晨起床后排便，这样比较符合正常生理排便规律，有利于建立生理性排便反射、纠正便秘。一般泻药从服药开始，需要经过一定的时间后才有大便排出。这段时间的长短，随药物的种类和剂量的大小不同而不同，各人的敏感程度也有差异。有的人服药后，因时间未到而没有排便就追加泻药，结果可能引起腹泻，反而不利。

便秘的生物反馈治疗

　　人体的每一运动都是一个由各系统协调合作完成的复杂生理过程，但这种生理过程并不为人所察觉。例如每天的排便活动，需要粪便充盈直肠，引起直肠排便感觉，经大脑神经系统调节，令耻骨直肠肌松弛，肛门内、外括约肌开张，腹压增加，粪便排出。如果其中某一个环节出现问题，则粪便难以排出。

　　生物反馈疗法是一种生物行为疗法，需要专业人员和设备来进行。是将人体不能察觉的生理信息通过仪器转变成可以懂得的信号，反馈给人的视觉、听觉的技术。生物反馈仪器可以借助体表和肛管内的电

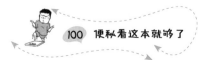

极构成电流回路，将排便实验中的肌电变化波形显示在显示屏上，借此指导患者识别自己的异常和正常的肌电信号，并进行自我训练。借助这种仪器的帮助，患者得以调节和纠正生理障碍，改善排便情况。主要用于功能性排便障碍中的不协调性排便和大便失禁，也用于治疗其他类型的功能型便秘，如肛门痉挛、慢性盆底疼痛综合征、直肠肛门抑制反射消失、直肠感觉缺陷、大便失禁、孤立性直肠溃疡等。

心理治疗也能改善便秘

现代人生活节奏加快，工作、学业等竞争激烈，给人的心理和精神上都造成很大的压力。有调查显示，目前饮食因素对便秘的影响正在下降，而精神心理因素和便秘的关系越来越凸显出来。因此，现代人要学会自我调节，合理放松自己，疏解压力。

临床上发现一部分功能型便秘患者，饮食及通便药物治疗疗效不佳，而心理治疗对其有特效。因为这部分功能型便秘患者可能患有抑郁型及焦虑型心理障碍。对其应强调精神心理治疗的重要性，包括健康教育、心理治疗、认知行为治疗等。对于伴有明显抑郁、焦虑和睡眠障碍的患者，需要心理医生选择抗焦虑抑郁的药物来治疗。

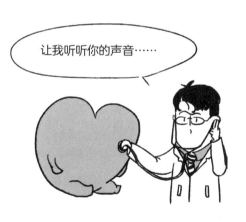

让我听听你的声音……

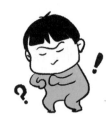

特殊人群便秘怎么办

婴幼儿便秘怎么办

婴幼儿便秘的一般治疗：由于饮食或不良习惯引起的便秘，可以通过如下办法。

① **调节饮食**　新生儿出生后应强调母乳喂养，婴儿期应有合适的食谱，如有便秘可另加果汁和蜂蜜。在饮食中注意不要总是吃细粮和高蛋白质，应给一些粗粮食品，以及蔬菜水果。

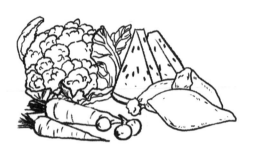

② **训练排便习惯**　从小就应训练，养成按时排便的习惯。排大便是反射性运动，小儿经过训练能养成按时排便的习惯。一般三个月以上婴儿可开始训练，清晨喂奶后由成人两手扶持，或坐盆或排便小椅，连续按时执行半个月至一个月即可养成习惯。养成后不要随意改动时间。对年长儿慢性便秘，除鼓励其多运动、多进纤维多的食物外，亦应使其按时通便，养成良好习惯。

③ **药物治疗**　缓泻剂可短时应用，如睡前喝镁乳盼肽 0.05~0.1g 和双醋酚酊 5~10mg 睡前口服。

④ **肛栓和灌肠疗法**　对长期便秘患儿可用油剂保留灌肠，常用开塞露，或偶尔用小肥皂条，用水湿润后插入肛门内也可引起排便，对

积便多的顽固性便秘，最好灌肠，用石蜡油或生理盐水，或二者合用，但不能用清水灌肠，以免发生水中毒。

如果是因为器质性原因导致的便秘需要及时就诊，并根据病情接受包括手术在内的治疗。

哺乳期便秘怎么办

· 食疗法 ·

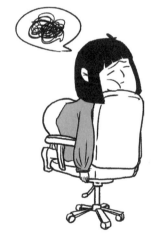

均衡饮食。每日进餐应适当配一定比例的杂粮，做到粗细粮搭配，力求主食多样化。在吃肉、蛋食物的同时，还要吃一些含纤维素多的新鲜蔬菜和水果、蜂蜜等，以增强润肠通便之功。蔬菜以菠菜、芹菜、蒜薹、洋葱、苦瓜、空心菜、韭菜等，水果以香蕉、苹果、梨、杏等为好。另外要多喝汤、多喝水。

应禁忌饮酒、喝浓茶、喝咖啡，忌吃辣椒等刺激性食物；忌含蛋白质和钙质多的食物，如鱼类、咸蛋、松花蛋、豆制品、海带、紫菜等；忌胀气和不消化食物，如干豆类、洋葱、土豆、白薯以及甜食等。

加强运动。新妈妈常喜欢赖在床上，这不利于排便。自然分娩后
6~8 小时就要坐起进行一些翻身活动，采取多种睡姿或坐姿，自己轻
轻按摩下腹部；第 2 天下地在室内来回走动。哺乳期妈妈生活规律与
按摩腹部，有助于肠道恢复蠕动，防止便秘。

◆　中药疗法　◆

适当吃些中药。以温和缓泻的中药及中成药为好，不要用抗生素
等药物，以免影响喂奶。中成药有加味逍遥丸、麻子仁丸、牛黄解毒
软胶囊等都可有效治疗便秘。

考试前便秘怎么办

初三、高三是学生们最艰难的一年，每天都在紧张的学习氛围中
度过，由于久坐，运动得少，加上吃饭时间紧张，好多都来不及吃饭，
吃点零食就行了，导致不消化，不上厕所、便秘，孩子无精打采，脸
部灰暗、痘痘的产生、情绪低落、厌食，如何避免这些呢？

❶ **调整饮食**　孩子在家里吃饭，避免辛辣、过油、过咸的食物，
油炸类、方便面、比较容易上火的零食少吃，多喝水，每次孩子回来
给孩子准备点蒸熟的红薯，红薯可以帮助消化，增加肠胃的蠕动，对
便秘效果不错。

❷ **瓜果蔬菜要多吃**　经常给孩子准备苹果、香蕉，还有纯牛奶和

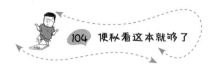

酸奶都可以帮助消化，增加肠胃的蠕动。

③ **多运动**　嘱咐孩子学校饭堂的蔬菜要多吃，多喝汤，过油腻的食物少吃，校园的炸馍不要买，多多运动，像散步、慢跑都可以增加胃肠的蠕动。

④ **必要时借助药物**　像乳酸菌素片一天 3 次，一次 2 片效果就不错，但不要吃泻药，长期以往，便秘会加重。

⑤ **多吃点豆制品**　像豆浆之类的，这些粗粮可以帮助消化，增加肠胃的蠕动。

⑥ **养成良好的生活习惯**　早上起来不管有没有便意，都要去蹲一会，良好的习惯靠长期坚持。

⑦ **缓解孩子紧张、焦虑的情绪**　多开导，放轻松，让孩子有个愉悦的心情，对便秘是有好处的。

产妇便秘怎么缓解

产后是一个特殊的生理时期，由于生理、心理、饮食、运动等诸多原因，很容易发生便秘。产后便秘，一定要认真对待，及时处理，避免使用不恰当的治疗和药物，避免便秘症状加重。常用的改善便秘的方法如下。

① **适量运动**　要鼓励产妇多下地活动，不要长期卧床休息，正确的做法是可以根据产妇的自身情况，制

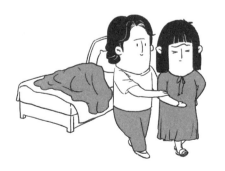

定一个运动量从小到大、循序渐进的活动方式。一般可以在产后第 2 天开始做。

❷ **腹部按摩**　按揉腹部来增加肠道的蠕动，缓解便秘。具体做法是：将两只手掌重叠扣在肚脐上，稍微用点力气。按顺时针的方向按揉，让腹中部稍微有热感即可。

❸ **饮食调理**　既然产妇通常便秘由蔬菜和水果摄入得少引起的，那么在改善便秘时可以增加一些富含膳食纤维的食物。多吃一些五谷杂粮、新鲜蔬果。多吃如黑芝麻糊、松子等。当然多喝汤和水，可以刺激肠道蠕动，让肠道内吸收水分，这样也可以使大便松软容易排出。

❹ **定时排便**　切忌忍着便意不排便，积压久了的粪便不仅加重排便困难度，还会影响食欲。所以建议产妇养成定时排便的好习惯。

卧床患者便秘怎么办

卧床患者很容易发生便秘，主要是因为卧床患者活动少，消耗少，吃得少，胃肠蠕动慢，加之身体多虚弱，排便时用不上力，卧床的患者在出现了便秘后若不加以重视，治疗后果是非常严重的。那么，卧床患者便秘该怎么办呢？

❶ **多吃新鲜蔬果**　这类食物中都有很丰富的纤维素，有很好的润肠通便作用，进而可以有效地缓解患者便秘的症状。

❷ **多吃乳制品**　这类食物中含有丰富的益生菌，可以很好地调整肠胃功能，从而可以起到治疗便秘的作用。

❸ **补充充足的水分**　也是缓解卧床患者便秘的一种有效方法。平时应注意多喝水，可以起到很好地促进排便的作用。

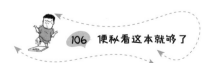

④ **多吃谷类食物** 这类食物中含有非常丰富的膳食纤维，对于缓解便秘有很好的效果。

⑤ **腹部按摩** 可以促进胃肠蠕动、促进排便，假如自己有能力做，可以自己用双手有规律地按顺时针或者逆时针方向按摩；假如自己不能实现则需要看护人员来帮助完成这些腹部按摩动作。

假如上述办法还不能改善便秘，则需要在医生指导下使用药物来治疗。需要注意的是卧床患者和看护人员要养成记排便日记的习惯，便于掌握排便规律。

粪便就在肛门口却排不出怎么办？

① **用开塞露** 可以用 2~3 支开塞露注入肛门内，再憋 15 分钟左右，让开塞露充分润滑大便后再解大便。

② **用手指伸入肛内将粪块直接掏出** 用手指掏除粪块的方法是：戴上手套后在手套上涂一些润滑油或痔疮膏，从粪块旁轻轻伸入肛内，用手指将粪块挤碎，将粪块一点点地掏出。

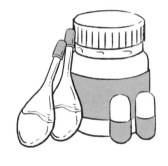

③ **利用工具夹取出来** 对粪块较硬形成"粪石"者，最好到医院请医生用血管钳或有齿镊等将粪块夹碎取出。应注意不可损伤肛门，以免感染。

④ **简单灌肠** 假如出现粪便阻碍，即病患大便聚集过量，简单灌肠不能处理，可以进行清洁灌肠，也就是用一根长管温盐水进行灌肠。

⑤ **排出大便后用痔疮栓塞肛** 有出血的可以口服云南白药、芦荟胶囊或乳果糖口服液来软化大便，避免再次发生类似情况。平时注意戒烟忌酒、不要吃辛辣刺激性食物、多喝水、多吃水果蔬菜、每天保证一次大便、积极参加体育锻炼、避免久坐久站及久蹲。

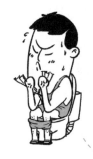

不同类型
便秘患者的治疗

直肠前突的治疗

一旦患上直肠前突，如长期久拖不治，会导致严重后果。所以，当出现排便困难、肛门不适等症状后，要及时到正规医院进行检查，以便早发现、早治疗。先采用保守治疗，但不主张采用峻泻剂和灌肠，而强调三多，多食粗制主食或富含纤维的水果蔬菜；多饮水，每日总量达2000~3000ml；多活动，纠正不良的排便习惯尤其重要，因为排便时用力屏气会造成直肠内压增高，使前突的部位更为薄弱，进而加重排便困难。

通过以上治疗，一般患者的症状均有不同程度的改善，经过3个月正规非手术治疗症状无好转、疗效不明显者，经排粪造影检查确认直肠前突的范围大于3cm时（重度直肠前突），可考虑手术治疗。手术治疗原则是修补缺损，消灭薄弱区，同时治疗肛肠病变。目前，手术治疗的有效率在70%~90%。

直肠内脱垂的治疗

一般认为，无临床症状但排粪造影检查发现的"直肠内脱垂"无

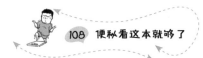

须治疗。只要有症状的直肠内脱垂才需要治疗。对于本病，治疗时一般先采用保守治疗，如指导饮食、多饮水、适当增加富含膳食纤维食物；治疗直肠、肛管炎症；养成定时排便习惯，必要时可辅以栓剂或灌肠帮助排便等。通过保守治疗，部分直肠内脱垂患者可以治愈。

黏膜下硬化注射疗法是一种简便易行的治疗直肠脱垂的方法，在国内外被普遍采用。直肠脱垂的注射疗法已有数十年的历史，目前临床上应用较多。主要是将药物注入到直肠黏膜下层和直肠周围，直肠黏膜内脱垂则主要将药物注射至黏膜下层，通过药物致炎作用和异物刺激作用，使脱出的黏膜与肌层、直肠与其周围组织因炎症而粘连固定。注射药物主要有 5% 鱼肝油酸钠、5% 石炭酸甘油、高浓度乙醇、8% 明矾液、消痔灵注射液、50% 葡萄糖液等。注射疗法无效者可考虑采用手术治疗。

◆ 手术治疗 ◆

❶ **直肠黏膜纵行缝叠加黏膜下硬化剂注射固定术** 即经直肠在直肠后壁及两侧壁分别用肠线纵行连续缝合松弛的直肠黏膜，一般缝合 3 行，缝合高度可参考排粪造影时显示的黏膜脱垂情况，缝合 7~9cm，在 3 条折叠缝合之间的黏膜下层可注射硬化剂，以加强固定效果。

❷ **胶圈套扎术加黏膜下硬化注射术** 即在齿线上方用胶圈套扎的方法分 3 行纵行套扎松弛的黏膜，并在套扎之间的黏膜下层注射硬化剂。

❸ **经腹直肠固定术** 对于严重内套叠患者，尤其是高位直肠黏膜松弛套叠者，经直肠手术难以达到满意疗效，可做经腹直肠固定术，对有骶骨直肠分离者尤为适宜。

❹ **Delorme 手术** 其手术要点是环行切除直肠内脱垂的黏膜，修补直肠前突，如有并存病变（如痔核等）也同时切除或结扎切除。

盆底肌痉挛综合征的治疗

目前尚无良好的治疗方法。本征是一种正常的肌肉功能紊乱，应以恢复正常的肌肉功能为主。一般不用手术治疗，手术切断部分痉挛的肌肉只能在短期内起到缓解的目的，待瘢痕形成后将造成更加严重的痉挛，甚至可能造成大便失禁。但如合并有直肠前突、直肠内套叠可手术治疗相应的合并疾病，部分患者合并疾病治疗后盆底肌痉挛得到缓解。

◆ 非手术治疗 ◆

① **饮食疗法** 以杂粮为主，麦麸 50g/d，饮水 2000~3000ml/d，增加纤维素摄入量，多吃蔬菜、水果，增加体育活动，必要时服缓泻剂，以润滑性泻剂为主。

② **生物反馈疗法** 肌电图生物反馈疗法能即时检测肛门内、外括约肌和耻骨直肠肌舒张，收缩状态，指导患者掌握正确的排便方式。气囊反馈疗法是利用气囊模拟粪便通过肛门时建立肛门内、外括约肌和耻骨直肠肌正常舒张 – 收缩的反射。

③ **心理治疗** 本征多数伴有心理障碍，在其他治疗的同时需行心理辅导和抗焦虑、抗抑郁药物治疗。

耻骨直肠肌综合征的治疗

因耻骨直肠肌肌纤维肥大造成肛管上端狭窄，患者均有长期排粪

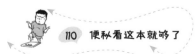

困难，反复大量应用泻药的病史及多次肛肠手术史。近年来通过进一步研究对本征的治疗有了一些新的认识。有人认为，本综合征的治疗方法应根据病变程度认真选择适应证，方能提高疗效。治疗方法包括手术疗法和非手术疗法。

◆ 非手术治疗 ◆

①扩肛疗法　常规消毒麻醉后，进行指法扩肛，扩张至可容 4 指，扩张时间为 5 分钟左右，每周 1 次。

②药物治疗　通便药物保留灌肠；可服用麻仁软胶囊等；中药熏洗肛门。

③其他　可采用生物反馈疗法及按摩法等。

内括约肌失弛缓症的治疗

◆ 非手术治疗 ◆

包括进食富含纤维素的食物、应用缓泻剂、生物反馈疗法训练等。

◆ 手术治疗 ◆

长时间非手术治疗无效者可考虑手术治疗，行肛管内括约肌和直肠平滑肌部分切除术（肛管直肠肌切除术）。

会阴下降综合征的治疗

◆ 非手术治疗 ◆

单纯会阴下降综合征（DPS）适合非手术治疗。

① 培养良好排便习惯 养成定时排便的良好习惯，避免过度用力排便，避免每次排便时间过长，不超过 10 分钟为宜；可适当应用纤维制剂帮助排便，从而避免进一步加重盆底肌损害。

② 加强提肛锻炼 锻炼方法可采取胸膝位或其他体位，配合呼吸与肛提肌运动，吸气时盆底肌收缩，呼气时盆底肌放松，如此一呼一吸，一松一缩，20~30 分钟 / 次，2~3 次 / 天。

③ 生物反馈治疗 可采用单纯电刺激或触发电刺激方案训练，提高盆底肌张力和耐疲劳性。

◆ 手术治疗 ◆

为减轻症状，避免盆底肌的进一步损伤，对伴随疾病如直肠内套叠或直肠脱垂者应积极治疗，首先采用硬化剂，如鱼肝油酸钠、消痔灵注射治疗，若注射治疗无效，可行直肠黏膜纵行柱状缝合或经腹直肠固定或悬吊术，但手术前应考虑到术后仍然可能遗留部分症状，这可能与会阴下降综合征的盆底肌变性有关。

孤立性直肠溃疡综合征的治疗

本病以非手术治疗为主，两种疗法分别如下。

非手术治疗

应指导患者高纤维素饮食和使用容积性泻药以避免大便费力，强调排便训练，缩短排便时间。治疗本病没有特效药物。内镜下氩等离子体凝固术、微波可用于反复出血者的止血和治疗。生物反馈治疗适合本病而且有效。

手术治疗

非手术治疗无效的患者可考虑溃疡的局部切除，对伴有直肠脱垂的难治性患者可考虑经腹直肠固定和悬吊术、经会阴部的直肠切除术或者改道。

肠易激综合征的治疗

治疗原则： 肠易激综合征（IBS）病因复杂，症状较多且易反复，不能单纯依靠特定的药物治疗，需按不同个体采用综合性的全身性治疗。

❖ 全身性治疗 ❖

生活和饮食调节。避免诱发因素，饮食选用易消化、少脂肪，禁食刺激性、敏感性食品。对便秘、腹胀者，可适当多吃些富含纤维素但不易产气的饮食，避免过食及零食。以腹泻为主的患者，应少吃含粗纤维的食品。

❖ 精神治疗 ❖

精神状态与肠道症状密切相关。应解除患者许多疑虑的心态，使其消除恐惧，提高战胜疾病的信心。必要时应用镇静、抗抑郁治疗。

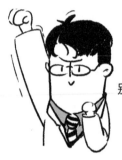

别害怕！！

❖ 药物治疗 ❖

虽可减轻症状，但不能预防复发，故应合理用药，并避免滥用药。

① **腹泻为主的治疗** 山莨菪碱、洛哌丁胺、双歧杆菌三联活菌制剂、思密达等。

② **便秘为主的治疗** 可应用西沙必利、乳果糖、口服甘露醇等。

③ **腹痛为主的治疗** 注意情绪与腹痛的关系，必要时暗示疗法或局部热敷、理疗、按摩或封闭。

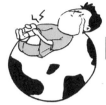

哪些便秘需要手术治疗

便秘可以用手术治疗，但不是所有的便秘患者都适合手术。对结肠、直肠、肛管器质性病变（如结直肠肿瘤、肛管直肠的狭窄）引起的便秘，必须要采用手术治疗才能治好。

对于功能型便秘，一般主张先采用调整饮食、药物等保守治疗，一般经 6 个月以上的正规治疗无效时，才能考虑手术治疗。是否选择手术治疗，应该到医院进行详细的检查以后，综合考虑病史、病因、疗效等多种因素决定是否手术及采用何种手术方式。

◆ 手术治疗便秘的常见情况 ◆

（1）经长时间饮食起居调节、服用泻剂或灌肠协助排便无效或效果不理想者。

（2）有长期无便意或便意淡漠及排便困难或排便费力、排便不净感等临床表现。

（3）结肠传输试验显示标记物在结肠滞留时间 >72 小时。

（4）钡灌肠结合排粪造影显示结肠冗长、扩张、结肠袋变浅或消失，矫正出口梗阻型便秘后且无明显恢复者。

（5）有明显的直肠通道梗阻。

（6）有明显盆底肌功能障碍。

（7）结肠无器质性病变。

（8）无明显精神心理障碍者。

◆ 便秘手术的常用方法 ◆

（1）结肠次全切除或病变结肠段切除术。

（2）全结肠切除术。

（3）直肠通道矫正术。

（4）穴位埋线治便秘。

（5）生物反馈治疗。

（6）STARR 氏手术、PPH 手术治疗出口梗阻型便秘等。

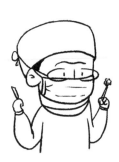

生物反馈治疗

结肠次全切除或病变结肠段切除术

全结肠切除术

直肠通道矫正术

PPH 手术治疗出口梗阻型便秘

穴位埋线治便秘

STARR 氏手术

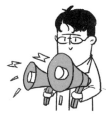

便秘术后应如何照护

便秘术后切口处理

术后切口的处理根据疾病种类和手术方式的不同有较大差异，应根据不同的情况做出相应的处理。

◆ 缝合伤口 ◆

保持伤口清洁，定期换药，术后7~10天拆线。肛门伤口易被分泌物、大便污染，女性患者易被小便污染伤口。如有切口污染情况，应及时冲洗清洁伤口、换药。术后控制排便3~5天，有利于切口愈合，减少伤口的污染和感染。如缝合切口出现感染，应及时拆除缝线，予以对症处理。

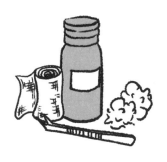

◆ 开放伤口 ◆

肛门疾病手术切口大多是开放性切口，由于分泌物、粪便的污染，应每天对伤口进行清洗和换药。

在便秘手术后是一项必做的检查和治疗。对于术后肛门部切口瘢痕挛缩可起到扩肛预防肛门狭窄的作用，对于术中消痔灵等硬化剂的按摩可促进其吸收。指诊时动作应轻柔，避免使用暴力。

便秘术后疼痛

采用局部黏膜保护剂（俗称长效麻药）和使用镇痛药可减轻便秘手术后疼痛。中药熏洗可活血消肿止痛，还可采用针刺龈交、二白、白环俞或肛周电刺激治疗。

· 排便时疼痛 ·

为了防止术后发生粪嵌塞或大便干结排出困难，术前术后均可酌情口服麻仁丸或通便胶囊等，以减轻粪便冲击撕裂肛管伤口而引起疼痛。排便前，可用温水或中药坐浴，解除肛门括约肌痉挛，减轻粪便通过肛门时的阻力，排便后坐浴（用温水或中药粉坐浴），可清洁伤面以减少异物对创面的刺激。若大便干燥，排出困难，可用温水或甘油灌肠剂灌肠，以软化大便、减轻排便时的疼痛。

· 瘢痕疼痛 ·

❶ 局部轻微疼痛 由于瘢痕压迫神经末梢，偶尔可引起局部轻微

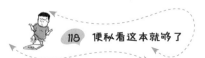

的针扎样疼痛，一般不需处理治疗。

② **明显疼痛**　频发的、明显的瘢痕疼痛，可外用瘢痕膏，局部注射透明质酸酶，或胎盘组织液，以促进瘢痕的软化吸收。

③ **中药熏洗**　大黄、芒硝、制乳香、没药、桃仁、红花、当归水煎外洗，每天 15~20 分钟，每天 1~2 次，以软坚散结、活血化瘀、通络止痛。

④ **局部透热治疗**　局部可用红外线照射、超声波治疗或中短波进行透热治疗。

⑤ **切除瘢痕**　瘢痕挛缩、肛门狭窄致排便困难时，应切除瘢痕，松解狭窄，使粪便排出通畅。

便秘术后发热

· 手术后吸收热 ·

如术后近期内发热，体温在 37.5~38℃，白细胞计数正常或略有升高，且时间多在 1~3 天，常为手术损伤或药物影响所致，临床可称为吸收热，一般不需特殊处理，几天后发热可自行消退。如体温虽不超过 38℃，但自觉症状较重，或体温超过 38℃或合并外感时，可用解热镇痛药如复方氨林巴比妥、对乙酰氨基酚片

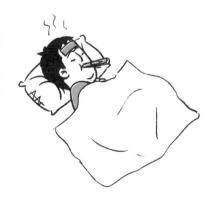

等。如突然高热可肌肉注射安痛定，每次 2ml。中药解表剂对术后吸收热尤其合并外感时，效果较好。

◆ 外感发热 ◆

个别患者术后当日或 1~2 天，出现高热，体温 38℃以上，一般并非感染，可能为外感，应查白细胞计数，以便区分。如术后感染所致发热，一般体温较高，可逐渐升至 38℃以上，也可突然高热，发生时间多在术后 3 天以后，如不及时处理，其持续时间较长，且热势可逐渐增重。

◆ 感染发热 ◆

可用抗生素等抗菌药治疗，或服清热解毒和清热利湿剂。感染局部也要做必要的清创处理。如持续发热，体温升高明显或体温波动较大，伴随出现伤口疼痛，肛门部坠胀感明显，应考虑伤口感染或脓腔处理不彻底，应仔细检查伤口并及时清创引流，积极控制感染灶。并可于处理感染灶后，给予抗生素控制感染，防止病情进一步加重。

◆ 局部黏膜坏死继发感染 ◆

消痔灵注射术后，如果肛门坠胀感明显，体温升高，注射部位黏膜色泽改变，或局部先出现硬结，进而转变为黏膜下波动感，应考虑局部黏膜坏死继发感染，可予甲硝唑保留灌肠，并控制全身感染，如不能控制症状，应考虑手术治疗，使黏膜下感染得到适当的引流，进而使症状得到控制。

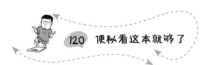

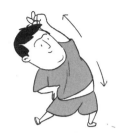

中医治疗便秘的方法有哪些

中医治疗便秘的优势

① 整体观念 引起便秘的原因多种多样，十分复杂。通过运用中医中药对人体的整体调整，调节人体的阴阳、气血、脏腑功能等，达到治病目的，这是中医治疗便秘的一个重要特点。

② 辨证论治 是中医治疗疾病的独特方法之一。对于便秘的治疗，同样是通过分析便秘的病因以及便秘引起的全身症状表现，按照中医理论进行辨证论治。根据辨证对便秘进行治疗，则有较好疗效。

③ 食疗药膳 中医治病的又一显著特点，是根据"药食同源"的原则，特别是各种"药粥"，可起到防、治两用的效果。

④ 非药物疗法 中医有多种治疗手段，如针灸疗法、耳针疗法、推拿按摩疗法、气功、太极拳疗法等，这些疗法既能调整全身功能状态，又能调节胃肠功能，简便有效。

中医治疗便秘的代表方剂

中医治疗便秘不外乎通下、补虚及通补兼施三大法则。常用的代表方剂有寒下剂、温下剂、润下剂、攻补兼施剂及滋补通便剂等。

①寒下剂 以苦寒泻下通便中药为主组成，适用于实热便秘。如大承气汤、小承气汤、调胃承气汤。

②温下剂 以温热性中药与泻下药配伍而成，适用于体质虚寒，因寒成结的寒实便秘。如大黄附子汤。

③润下剂 以富含油脂的果仁、种仁等为主组成，适用于津液亏损、肠燥便秘。如麻子仁丸（脾约丸、脾约麻仁丸）、麻仁软胶囊；五仁丸（五仁润肠丸）；润肠丸。

④攻补兼施剂 以滋补扶正中药与泻下药配伍而成，适用于正虚大便秘结者。如增液承气汤。

⑤滋补通便剂 运用补气、补血、补阴、补阳中药为主，配伍滋燥润肠中药而成，适用于治疗气虚便秘、血虚便秘、阴虚便秘及阳虚便秘等。

气虚便秘选用补中益气汤加麻仁、松子仁等，益气润肠通便。

血虚便秘选用四物汤加松子仁、麻仁、肉苁蓉等，补血润肠通便。

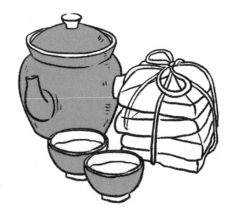

阴虚便秘选用增液汤，或六味地黄汤加增液汤等，滋阴润肠通便。

阳虚便秘选用半硫丸或八味地黄丸加减，温阳润肠而通便。

敷脐疗法

敷脐疗法通常称为脐疗，是中药外治疗法的重要内容之一，它是以中医经络学说和脏腑学说为理论基础，根据不同病症的需要，选择相应的治疗药物，制成丸、散、膏、丹、糊等剂型，将其贴敷于脐中，上面用纱布或胶布等覆盖、固定，或配合适当的灸疗或热熨，以达到预防、治疗疾病的目的，是民间广为流传的一种方法。

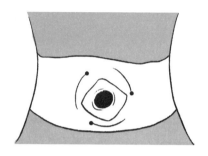

敷脐的药物通过对脐部（神阙穴）局部穴位的刺激作用，经过皮肤透入、经络传导，激发经脉之气，协调人体各脏腑之间的功能，疏通经络，促进脏腑气血运行，达到预防和治疗疾病的目的。

推拿疗法

推拿疗法是运用各种手法作用于人体一定部位或穴位上，达到治疗目的的一种传统方法。治疗便秘时，主要是运用推、擦、按、揉、摩等手法，结合一定的经络穴位，进行腹部推拿，可促进肠蠕动及腹肌收缩等，达到治疗便秘的目的。

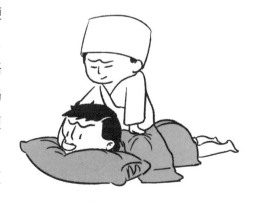

推拿疗法一般适用于慢性便

秘。其主要选取手阳明大肠经和足阳明胃经，患者取仰卧位，术者以左掌压右手背，在患者脐部做按摩，顺时针、逆时针各 5 分钟；再取俯卧位，以两手拇指指腹推揉肾俞、大肠俞各 3 分钟。患者坐起，点按支沟、足三里穴。

针灸疗法

针灸疗法包括针刺法和灸法，是通过经络系统调整全身状况，调理胃肠，行气通便，是一种简便易行的有效方法。用针灸之法同药物治疗一样，亦要辨证论治，据证取穴，依病施法，随证治之，方获良效。

❶ 热结便秘 取穴：天枢、大肠俞、足三里，泻之以祛胃肠之热而疏通大肠腑气；支沟清泄三焦之火，有通便作用；合谷、曲池泻大肠之气以泄其热，共奏清热润肠通便之功效。

❷ 气滞便秘 取穴：太冲、阳陵泉、行间、上巨虚，用泻法。以疏肝理气，导滞通便。

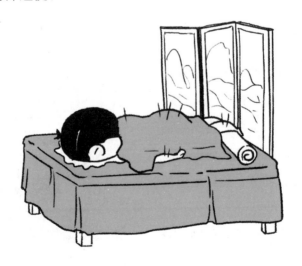

❸ **血虚便秘** 取穴：足三里补气之源；三阴交滋阴养血；天枢、支沟通腑调畅气机；大肠俞通大肠腑气而助便下行。诸穴合奏养血润燥通便之功效。若兼有气虚者，加肺俞、脾俞、大肠俞，以益气通便。若兼有阳虚者，加关元、气海、肾俞，并配合艾灸以温阳通便。若兼有阴虚，加太溪、照海滋阴清热通便。

❹ **习惯性便秘** 取穴：天枢、支沟、上巨虚等穴。实证用泻法，虚证用补法，寒者加灸法。

穴位埋线疗法

穴位埋线疗法是治疗便秘常用的一种中医外治方法，是将不同型号的羊肠线，根据需要埋入不同的穴位，通过羊肠线对穴位的持续弱刺激作用（相当于持续留针），达到治疗疾病的目的。其机理是通过羊肠线的物理性和生物性刺激而起到治疗作用。穴位埋线法治疗便秘安全、无痛苦，是一种简便易行的、融多种疗法、多种效应于一体的复合性治疗方法。

取穴部位：根据中医辨证可选取不同的穴位，常用的有天枢、足三里、大肠俞等。

方法：通过9号腰椎穿刺针将0号2cm羊肠线垂直置入上述诸穴中，每隔15~30天可重复埋线一次。

刮痧疗法

刮痧疗法是临床常用的内病外治方法，操作简便，行之有效，流传甚广。刮痧疗法具有解表驱邪，通经活血行气，清热解表等功效，治疗便秘有一定效果。

刮痧部位：取腋下肝脾区、脐腹部以及骶部，也可取穴位进行。刮痧时，应重刮大椎、大杼、膏肓、神堂、大肠俞、天枢、上巨虚、支沟经穴部位，热结加刮曲池、合谷经穴部位，气滞加刮中脘、行间经穴部位，气血亏虚加脾俞经穴部位轻刮，下元虚弱加气海至关元经穴部位轻刮。

方法：每经穴部位刮 3~5 分钟。刮时要始终沿着一个方向刮，切不可来回刮，而且用力要均匀适当，不可忽轻忽重，一般每处刮 20 次左右，以皮下出现微紫红或紫黑色即可。

足部健身法

足部健身法是中医经络理论与现代全息论相结合的一种治病强身保健方法，过去曾叫足底按摩法，俗称"足疗"。足部与全身器官有着密切联系，全身各部位病痛均可反射性地表现在足跖部。通过各种方法刺激足底相应敏感区（穴位），可起到防病强身和治病的作用。坚持对足底部按摩刺激，也有助于防治便秘的发生。

按摩区域：治疗便秘，可按摩胰、升结肠、降结肠、直肠、肛门、甲状旁腺、胃、脾等对应区，其中胰、直肠、肛门、甲状旁腺为主要按摩区。能健脾助运，畅腑通便。

功能：对便秘者可有效的治疗；对正常人，经常按摩，特别是脚浴后配合足部按摩，可预防便秘。操作简便易行，不需要特殊器械。长期坚持不仅有助于防治便秘、脱发，还可强身健体、延年益寿。

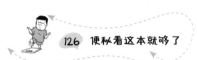

气功疗法

气功对于各种原因引起的功能型便秘，如习惯性便秘、老年人便秘等，都是一种简便易行，有效的体育疗法。气功能调畅人体脏腑功能，强身健体，增强机体抵抗疾病的能力。

方法：气功排便法多在排便时使用。排便时正常蹲位，全身自然放松，先排小便，口轻闭，舌抵上颚，鼻吸口呼要缓慢均匀。吸气时，意想气吸入丹田；呼气时，意想丹田的气推肠中的粪便向下排。此时要放松腹部和肛门，不可憋气和用力，待有排便感将意念加强，大便就会排出。每天大便时都这样进行，日久便秘就会自愈。

太极拳

太极拳的医疗保健作用比较广泛，适用于许多慢病的医疗康复。练习太极拳的"腹式呼吸"，由于腹腔压力的规律性增减，腹腔内脏器活动加强，改善了消化道的血液循环，促进消化道的消化吸收功能，可防止便秘。

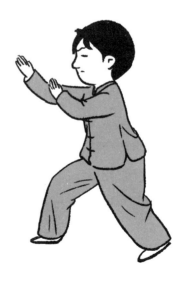

坚持经常练太极拳有很多好处。

❶ 可增强体质 对于因体质虚弱、消瘦、胃下垂、老年人或肥胖等引起的便秘者，通过练太极拳，可锻炼肌肉或减肥，增强排便功能。

❷ 可锻炼胃肠 使脾气健运，增进食

欲，增强消化功能及胃肠蠕动功能。尤其是练拳时再配合内养功及注意腰部的转动等，可加强内脏的按摩，增强对胃肠的锻炼。

❸ 可调节神经功能　疏通气血，调达肝气，保持胃肠运动的良好神经调节等。

因此，练太极拳对于各种原因引起的功能型便秘，如习惯性便秘、老年人便秘等，是一种简便易行、有效的体育疗法。对于长期从事静坐少动型工作的人，经常练太极拳还可以预防便秘的发生。

治疗便秘的常用药

麻仁软胶囊

麻仁软胶囊在麻仁丸原方基础上，中药材经提取和乳化等多道工艺制成的高浓度无糖型软胶囊制剂。主要用于治疗中老年便秘、习惯性便秘、久病术后便秘、痔疮便秘等。方中火麻仁润肠通便为主药，辅以白芍养阴濡坚，杏仁降气润肠；佐以枳实破结，厚朴除满，大黄通下。纵观全方，润肠药与泻下药同用，具有润而不腻、泻而不酸、下不伤正、润肠通便之功。由火麻仁、苦杏仁、大黄、枳实（炒）、厚朴（姜制）、白芍（炒）等组成。具有润肠通便。肠燥便秘。尤其适用于中老年便秘、习惯性便秘、久病术后便秘等。

用法用量：口服。平时一次 1~2 粒，一日 1 次，急用时一次 2 粒（每粒 0.6g），一日 3 次。

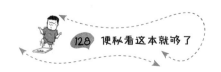

芪黄通秘软胶囊

芪黄通秘软胶囊补虚通便、帮助患者恢复正常排便功能。适合具有糖尿病、心脑血管疾病、慢性肾病、肿瘤放化疗或长期服用阿片类药物、精神系统疾病等基础疾病为特征的便秘患者（多见老年、体弱或常年卧床患者）。由黄芪、何首乌、当归、肉苁蓉、黑芝麻、核桃仁、熟大黄、决明子、枳实、炒苦杏仁、桃仁组成。有益气养血，润肠通便。用于功能型便秘，辨证属"虚秘"者。

用法用量： 口服，饭后半小时服用。一次 3 粒，一日 2 次。

利那洛肽胶囊

利那洛肽胶囊是全球首个用于治疗 IBS-C 的鸟苷酸环化酶 -C（GC-C）激动剂，一药双效，能同时缓解便秘及腹痛腹胀等腹部症状。是中国首个促分泌剂，服用方便，安全性好，患者治疗满意度高。适用于治疗便秘肠易激综合征（IBS-C）和慢性特发性便秘（CIC），它是首个具有此种作用机制的治疗便秘的药物。

用法用量： 一天 1 粒，早饭前 30 分钟口服，4 周一疗程。

乳果糖口服液

乳果糖口服溶液用于慢性便秘、习惯性便秘的治疗，特别是老年人、儿童、孕妇等特殊人群的便秘治疗，效期为 36 个月。

用法用量： ①乳果糖应直接吞服而不应在口中停留。应根据个人需要调整用药剂量。②如每日 1 次治疗，则应在相同时间服药，例如：早餐时。缓泻剂治疗期间，建议每日摄入足量的液体（1.5~2L）。③常规剂量 15ml，一日 2 次，对于手术患者，术后使用至少 4 周，有利于术后快速康复。对于瓶装药，可使用量杯。对于 15ml 单剂量袋装药，撕开包装袋一角后即刻服用。

首荟通便胶囊

首荟通便胶囊是通过提高肠道动力，增加结肠黏液的分泌，有效改善便秘症状，提高便秘患者的生活质量。主要用于功能型便秘，中医辨证属气阴两虚兼毒邪内蕴证者，症见便秘、腹胀、口燥咽干、神疲乏力、五心烦热、舌质红嫩或淡、舌苔白或白腻、脉沉细或滑数。

用法用量： 饭后温开水送服。一次 2 粒，一日 3 次。疗程为 14 天。

复方嗜酸乳杆菌片

复方嗜酸乳杆菌片是一种以生物学途径调整肠道菌群的生物制剂，也是目前国内市场上唯一可常温保存的四联活菌制剂。用于肠道菌群失调引起的肠功能紊乱，急慢性腹泻、便秘、功能性消化不良、IBS、UC 及小儿反复性腹泻、儿童消化不良等。

用法用量： 口服。成人一次 1~2 片，一日 3 次。儿童用量请咨询医师或药师。

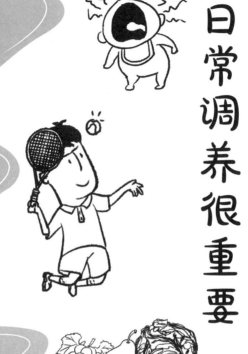

第六章 日常调养很重要

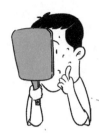

婴幼儿日常调养防便秘

◆ 婴幼儿也会便秘吗 ◆

当然会！便秘并非是成年人的专利，许多成年人的便秘就是从婴幼儿开始形成的。婴幼儿的日常调养非常重要，良好的调养可以让孩子拥有一个健康的未来，调养不当可能会让孩子早早地遭受便秘的烦恼和痛苦。所以，我们希望家长们一定要重视婴幼儿的调养，防治便秘要从娃娃抓起，从生活的点点滴滴做起。

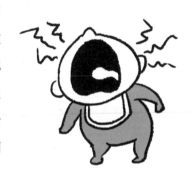

首先，家长要更新婴幼儿调养知识，加强自我学习，从理论到实践都要提高，在日常生活中不断学习、尝试、总结、提高，增强育儿能力。

其次，要管理好婴幼儿的饮食。

第三，要重视婴幼儿的排便习惯的培养。

第四，要培养好婴幼儿的情绪调整和维护。

◆ 如何通过饮食调养防治便秘 ◆

俗话说"病从口入"，便秘属于胃肠疾病，和饮食的关系就更大

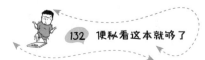

了。我们经常说，吃得好才能拉得好，吃不好，大便一定会出问题。这里所说的吃得好，并不是说吃什么好吃的食物，而是说吃的方法得当，吃得合理。就拿婴幼儿来说，现在越来越多的母亲喜欢用奶粉喂养自己的宝宝，殊不知，奶粉里常常会添加许多其他物质，比如酪蛋白、钙等，如果过多地食用会增加便秘的发生率。那么该怎么办呢？

一是要尽量给孩子喂食母乳，母乳对于婴幼儿来说是最好的天然食物，不仅营养全面、丰富，而且容易吸收，不容易引起便秘等问题。

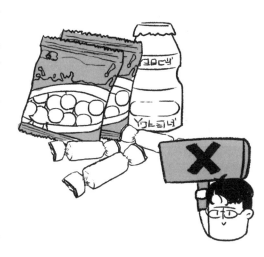

二是在喂食奶粉的时候，尤其是奶粉占比较大的时候，一定要适当地添加一些辅食，如新鲜的果汁、蔬菜汁、益生菌等。

三是要培养孩子良好的饮食习惯，少吃零食，尤其是糖果、膨化食品等。

总之，根据孩子的月龄，科学地增加辅食，饮食多样化，搭配合理，营养全面，适当增加纤维素食物的比例，饮食规律，控制进食量，是婴幼儿饮食调养、防治便秘的基本原则。

◆ 如何通过训练防治便秘 ◆

排大便是人的生理功能，很多人认为，孩子排大便的事儿不必管，顺其自然就好了，这种观念是不对的。良好的排便习惯是需要培养和训练的，不良的排便习惯会引起便秘等许多疾病。所谓良好的排便习惯包括规律排便，最好能每天大便1次，每次大便要专心，每次大便时间不要太长等。孩子在从出生后3~4个月，家长就应该注意训练娃娃排便了。

首先，家长要关注娃娃的排便情况，最好能每天固定一个时间引导孩子去排便，每天大便的最佳时间应该是早上起床之后

其次，要对孩子进行语言和行为的引导，早上起床后，要告诉娃娃该大便了，无论宝宝能否听得懂，都要用语言、用排便的姿态让娃娃知道要大便了

第三，在孩子大便时要营造一个安静、舒适的环境，安抚好孩子的情绪，引导孩子把注意力集中在排大便上。

第四，要控制好蹲厕的时间，无论坐便还是蹲便，时间都不宜过长，以不超过10分钟为宜。

第五，如果早上孩子未能完成大便，一天中的其他时间也要提醒或引导孩子去大便。

第六，一旦孩子提出想大便，一定要帮助孩子尽快去大便，切忌强忍大便，许多孩子因为贪玩，有大便感觉时强忍大便，久而久之，便秘就会形成了。

总之，作为家长要在孩子大便的问题上给予高度重视，要有足够耐心，循序渐进，培养孩子良好的排便习惯。

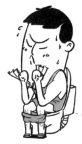

青少年日常调养防便秘

青少年是一个任性的年龄段，身体进入人生成长的快速期，但心理还很不成熟，在这个年龄段的年轻人比较任性，容易出现过激、失控的行为。这种任性体现在饮食上，会给胃肠道的功能带来许多损害，甚至可以引发胃肠道疾病的发生，比如便秘。

❖ 如何束缚住任性的胃口 ❖

任性的饮食主要有如下两种表现。

❶ **偏食** 麻辣烫、烧烤、冰淇淋、酒……，这些很极端的食物面前总是聚集着众多的年轻人，豪放任性之后，买单的永远是胃肠，越是任性，胃肠越是受伤。胃肠受伤的结果，就是胃肠功能的紊乱，既可以表现为腹泻，也可以表现为便秘。

❷ **饥饱不均** 遇到喜欢吃的就会吃撑，遇到不喜欢吃的就不吃，有时因为贪玩会忘记吃饭，有时为了减肥故意不吃饭或少吃饭，如此一来肠胃必将为之付出代价，便秘很有可能就找上门来。

所以说，青少年最容易破防的就是饮食，最应该约束的就是任性的胃口。

日常生活中，青少年要规律饮食、清淡饮食、多饮水，多食用新鲜的瓜果蔬菜。同时，除生长发育阶段所必需的蛋白质、脂肪等营养物质外，日常生活中要尽量减少食用含有高脂肪、高热量、高蛋白的食物。在青少年时期，家长要帮助孩子建立起不挑食、不暴饮暴食、规律饮食、合理饮食的良好饮食习惯。青少年时期作为饮食习惯养成的关键阶段，克服任性，回归理性，科学饮食管理，对预防便秘有着不可替代的作用。

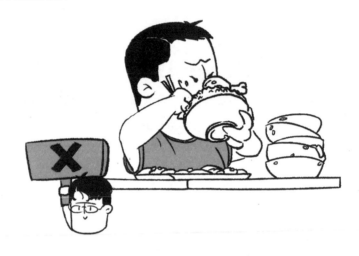

◆ "肠道青春期"如何防治便秘 ◆

随着年龄的增长，咿呀学语的幼儿逐渐成长为充满活力的"小大人"，十几岁的懵懂少年开始了人生最活跃躁动的青春期。随着身高、体重一起成长的还有身体的内脏器官，此时掌管食物消化吸收和排出的消化系统功能也进入快速发育阶段，肠道也进入了青春期。那么，如何在青春期预防便秘呢？

❶ 要学会束缚住任性的胃口 就像上一个问题中我们讨论的那样，健康饮食才能有健康的排便！

❷ 要学会放松自己的心情 放松心情可以使胃肠功能更协调，对预防便秘非常重要。青少年正处于课业、升学压力阶段，高强度的学

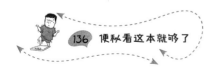

习会占很大一部分时间，很少有时间放松自己。长期紧张的精神状态很容易引起便秘发生。所以，一定要学会有张有弛，懂得磨刀不误砍柴工的道理，忙里偷闲，让自己多一些放松心情的机会。最好的放松方式是走出门，到温暖的阳光下运动，满眼的自然风光可以让人爽心悦目。听音乐、和好朋友聊天、读有趣的课外书也是放松心情的好方法。

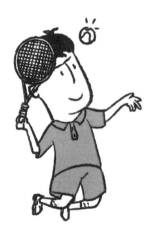

❸ **运动**　运动不仅可以使我们拥有健康的体魄，并且对预防便秘也有很大的作用，通过运动可以增强肠道蠕动能力，并且增强腹部肌肉的力量，提高排便的能力。羽毛球、飞盘、游泳等体育运动都是锻炼体魄的好方法。但需要注意的是，不能运动过量，因为过度的锻炼会导致机体水分丧失过多或因过度运动而导致肠道出现痉挛，反而会造成便秘的发生。所以我们提倡运动要适量。

希望年轻的朋友一定要学会合理分配自己的时间，在紧张的学习中拿出一部分时间，积极参加有益身心的运动和课外活动，努力让自己有一个健康的"肠道青春期"。

有想大便的感觉时憋一会就消失了，这样做对吗

青少年阶段学习非常紧张，常常要起早贪黑地忙于学习。晚上熬夜了，早上要睡个懒觉，起床晚了，本来很想去大便，但要抓紧时间上学，吃饭都顾不上，想大便的感觉也只能憋着了！很神奇，经常是

憋一会儿，想大便的感觉就消失了。到学校后有时会有想大便的感觉，但因在上课不能去，本想课间再去解决大便的问题，可课间时间非常短，有的时候老师还拖堂占用本来不多的课间时间，课间时间就顾不上去大便了，继续憋着，于是想大便的感觉又会在强忍之下会烟消云散。没有了便意，排大便的事情可能就会一拖再拖，有时出现连续很多天不大便的情况，长此以往，不想便秘都困难了！这种现象，我们在门诊经常可以遇到，小小的年纪便秘已经很严重了，什么原因，憋出来的毛病！

所以，我们建议青少年学生一定要养成良好的排便习惯。

❶ **早起排便训练** 早上不要睡懒觉，早起是最佳排便时间，也是最容易排出大便的时间，宁可少睡几分钟，也要给排大便留出足够的时间。

❷ **千万不要强忍便意** 重视便意，有便意时及时去排便，这样才能远离便秘。

❸ **学校做好健康教育** 我们也呼吁家长及老师，做好健康教育，有意识地培养他们良好的排便习惯，告诫他们有便意时务必及时去厕所解决，不要为了害怕耽误几分钟学习时间而强忍便意。我们希望青少年学生做到下课及时排便，上课若有便意也要及时举手示意，向老师申请如厕排便。

◆ 青少年心理健康问题会引起便秘吗 ◆

答案是肯定的，人是在紧张、焦虑等不良情绪下，肠道蠕动会减慢，进而引发便秘。

目前，我国青少年心理健康问题越来越受到社会的重视，这不仅

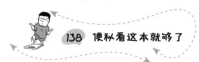

是因为不良的心理问题会对情绪、行为产生坏的影响，同时还会对青少年的身体健康造成不良影响，便秘就是其中之一。由于青少年时期正处在心理蜕变时期，此时青少年心智尚不健全，精神比较脆弱，心理承受能力也较差，容易产生心理健康问题。同时青少年处于考试、升学的巨大压力中，容易出现焦虑、紧张等不良情绪，这些不健康的精神心理状态为便秘的发生提供了可乘之机。

因此，作为青少年，要做好如下几点以避免便秘的发生。

❶ **学会自我调节情绪**　会调节和掌控好自己的情绪变化，努力保持阳光、向上、积极、乐观的心态，加强自我修养和良好性格品质的塑造。

❷ **学会求助**　遇到问题及时向老师、家长求助，和家人、朋友倾诉，避免积累形成心理负担。

❸ **家校配合**　作为家长、老师要多关注青少年的心理健康，做有心人，注意观察孩子的情绪、行为变化，发现问题及时设法解决；做孩子的好朋友，让孩子愿意和你交心倾诉。

❹ **适时求助心理专业咨询**　建议家长、老师定期同青少年谈话，以及时疏导不良情绪，如有必要，可向专业的心理医生求助。

总之，用科学的方式、方法帮助青少年度过情绪不稳定期，积极预防便秘等疾病的发生。

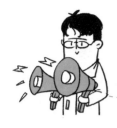

老年人日常调养防便秘

◆ 老年人便秘如何通过"食疗"缓解症状 ◆

民以食为天，食物是人类赖以生存的基础。实际上，食物不仅为我们提供基本的生命保障，还与疾病、健康密不可分。老年人要想预防或减轻便秘症状，首先要从调整饮食开始。一般情况下，老年人多喜欢食用容易嚼碎的食物，这种食物大多膳食纤维含量少，而膳食纤维少会增加便秘的发生。所以，我们建议老年人群应注意多吃五谷杂粮以保证膳食纤维的每日摄入量，如粗制玉米淀粉、蔬菜和水果等，通过增加膳食纤维摄入量，刺激肠道蠕动。

❶ **增加膳食纤维摄入量** 将蔬菜、杂粮、水果分配到一日三餐中，也可以用糙米代替白米、粗研淀粉代替精研淀粉。

❷ **补充充足的水分** 老年人也要重视"水"在排便中的作用，充足的水分补充可以使大便变软，同时也可刺激肠道蠕动，促进大便的排出，所以在日常生活中应适量多饮水，不要等到口渴才喝水。推荐老年人每天早晨起床后可以空腹饮用一杯温开水或蜂蜜水，如果没有反流性食管炎或胃酸分泌过多的问题，可以通过快速喝水的方式来达到预防、缓解便秘的效果。

老年人便秘和活动少有关系吗

众所周知，锻炼是保持身体健康的不二法宝，而且科学、合理的锻炼有利于大便的排出。但由于老年人随着年龄的增长，体力越来越差，行动越来越不方便，活动越来越少，甚至有的老人患上了偏瘫，活动就更加困难了。我们仔细了解就会发现，活动很少的老人便秘发生率明显高于活动多的老人，所以说，老年人之所以便秘多见与活动量减少有一定的关系。我们强烈建议老年人一定要根据自己的情况，尽量增加活动量，尤其是多参加适合老年人所做的运动，如打太极拳、广场舞、慢跑、散步、气功等。这些运动不需要剧烈地跑跳，非常适合老年人群。若老年人存在排便功能不协调，可以通过针对辅助排便的肌肉的锻炼，达到促进肠道蠕动，提高排便能力的效果。比如提肛运动，该动作很简单，通过肛门一紧一松地运动，可以强化肛门周围的肌肉。无论是坐着、躺着，或是站着，随时随地都可以练习。运动可以放松心情、增强内脏功能、促进肠道蠕动。所以，老年人一定要重视运动锻炼，通过合理的锻炼增强排便能力，预防或缓解便秘的发生。

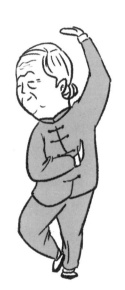

老年人出现便秘该怎样办

①　尽量及早就医　老年人发生便秘后，应当尽早到正规医院进行诊疗，以免延误病情。

②　调整运动方式　老年人由于年龄越来越大，总是喜欢静止在

某个地方下围棋或者打牌，这样的方式不利于大便的通畅。应该每天坚持30~60分钟的活动，可以选择慢走或者散步，这些都有益于肠蠕动。

❸ **腹部按摩** 腹部按摩对排便通畅有良好的作用，在清晨或者晚间躺在床上，用双手沿着结肠走向，从右到左、从下到上轻轻地按摩，以促进肠蠕动。

❹ **切勿盲目购药** 临床上经常可以见到老年人便秘自行到药店购药，但是老年人便秘情况比较复杂，不同原因、不同类型的便秘，其治疗方法也会有不同，盲目在药店购药很不安全。

❺ **保健食品不靠谱** 一些老年便秘患者经常在互联网上购买渠道不明的宣称可以治疗便秘的保健食品，这些保健食品往往不合格，打着"排毒、清肠"的幌子谋求不义之财，大家一定要当心。

❻ **泻药不可自行使用** 许多泻药中含有蒽醌类物质，长期服用此类泻药会导致结肠黑变病，便秘不仅没有治好，反而更加严重。

❼ **灌肠治疗不可取** 有些老人喜欢用灌肠的方法治疗便秘，实际上，灌肠是要在医生指导下进行的，有严格的适应证，不可随意使用，否则会因使用不当造成伤害。

所以，我们建议老年人一旦有便秘症状，要及时到正规医院进行诊疗，根据医生建议进行治疗。

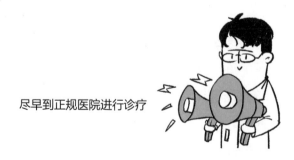

尽早到正规医院进行诊疗

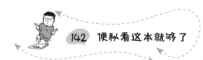

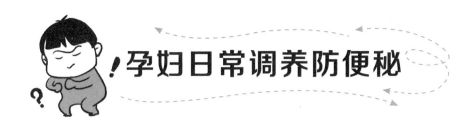

孕妇日常调养防便秘

为什么怀孕期间容易发生便秘

即将成为"宝妈"的孕妇是幸福的，她们满怀着希望去迎接一个新生命的到来，可在激动心情的背后，孕妇也承担着由于怀孕带来的各种不适、痛苦和风险。便秘就是困扰孕期女性健康的问题之一，也是孕期女性绕不开的一个难言之隐。

怀孕时母体内分泌环境发生了很大变化，随着胎儿的体积逐渐增大，腹压越来越高，肠道承受的机械性压迫也越来越重，所以便秘比较容易在孕期发生。由于惧怕服药对胎儿产生不良影响，很多孕妇选择默默承担这份痛苦而不去治疗，这样就会使便秘的问题越来越严重。

那么，孕期便秘会有哪些危害呢？

❶ **影响孕妇的消化功能** 出现腹胀、食欲下降、进食减少，在最需要增加营养的时候反而营养摄入减少，对孕妇和胎儿的健康都很不利。

❷ **使怀孕早期出现子宫异常收缩** 怀孕早期出现便秘，每次大便都非常费力耗时，需要向下用力努肛，可能导致子宫的异常收缩，有诱发流产等严重不良后果的危险。

❸ **使怀孕晚期诱发早产** 怀孕晚期发生便秘则有诱发早产，威胁胎儿与孕妇生命安全的危险。

❹ **影响胎儿分娩** 肠腔内堆积较多的粪便，有时会对胎儿分娩产

生影响，使得产程延长甚至导致难产。

　　所以，孕妇一旦有便秘现象的发生，一定要及时去医院接受专业的诊疗，按照医嘱积极治疗。

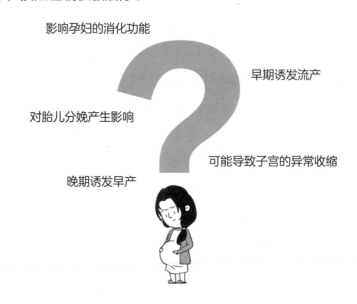

影响孕妇的消化功能

早期诱发流产

对胎儿分娩产生影响

可能导致子宫的异常收缩

晚期诱发早产

◆ 孕妇如何预防便秘的发生 ◆

　　孕妇一旦发生便秘，由于需要考虑的问题比较多，治疗起来比较棘手。所以，预防孕期便秘就显得更加重要了。

　　孕期便秘的预防，重点在于培养良好习惯，改变不良生活习惯。

　　① 饮食习惯　孕妇要承担"两个人"的营养供应，其营养需求比平常人要多。许多家庭把孕妇作为重点保护，竭力为孕妇提供丰盛的饮食。现在普遍存在的问题不是营养不够的问题，而是营养过剩的问题。过多食用肉、蛋、奶等食物，增加了胃肠道的负担，当超过胃肠道功能的承受力时，胃肠道就会出现问题。因此，孕妇饮食不仅要质

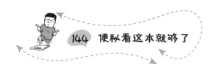

量高，而且更重要的是科学合理，少食多餐、入量适度、搭配合理。在保证营养供应的前提下，尽量多吃富含膳食纤维的蔬菜与水果。

❷ **排便习惯**　定时排便非常重要，每天早上起床无论有无便意都要在卫生间等待大便。培养每日定时排便的习惯，排便就不会成为困难的事情，便秘就不容易发生。

❸ **运动习惯**　有些人错误地认为孕期女性应减少活动来避免潜在的风险。实际上，做适宜的运动对孕妇来说是非常重要的和有益的。运动不仅可以改善孕妇的身体功能，还可以预防便秘。建议孕妇在孕期保健医生的指导下，选择适合自己的运动方式，坚持运动。

❹ **心理调适**　孕期女性容易出现紧张、焦虑等不良情绪，这种不良情绪的出现容易影响肠道蠕动，有时可以引起便秘的发生。为了避免不良情绪，我们建议孕妇可以通过听音乐、户外散步等舒缓心情，家人此时也要注意照顾孕妇的心情，尽量不要激惹孕妇。

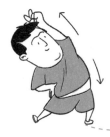

办公室人群日常调养防便秘

◆ 为什么办公室容易成为便秘重灾区 ◆

随着现代生活和工作节奏的加快，便秘似乎已成为办公室工作人员的"职业病"。是什么原因导致这种现象发生的呢？主要与以下几点原因密切相关。

❶ 饮食习惯 由于办公室工作人员多因工作任务繁忙而没有一个健康的饮食习惯，或是每顿只吃少量的饭，而经常吃一些面包、咖啡等过于精细的食物。精细的食物虽然热量高、能量足，但进食量少，肠道的蠕动就会变慢，肠蠕动就会变得越来越无力，长此以往，便秘的发生只是时间的问题。

❷ 饮食营养搭配不当 许多办公室人员由于时间紧张，经常需要叫外卖解决吃饭的问题，而外卖食品多搭配不合理。有的因工作需要经常要在酒店、饭店应酬接待，整日进食较多酒肉食品，更容易出现营养搭配不当的现象。不良的饮食结构是导致便秘的常见原因。

❸ 缺乏运动 由于办公室工作人员一天到晚伏案工作，易缺乏运动，运动少了，不仅会影响肢体功能，出现乏力、体弱的表现，影响到胃肠道功能，就有可能出现排便障碍，进而导致便秘。排便不仅要靠肠道肌肉蠕动，而且要靠腹部、盆底等许多肌群共同协调参与共同

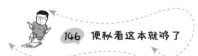

完成。肌肉松弛无力，肠道蠕动就会变慢，排便就会无力，感到困难。

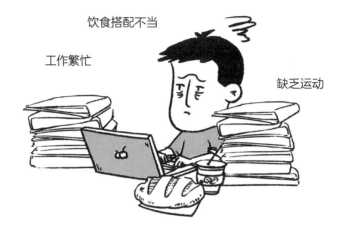

饮食搭配不当

工作繁忙

缺乏运动

长期从事办公室的人如何预防便秘

便秘就像病毒传染一般在办公室人群中蔓延，很多办公室工作人员都深受便秘的困扰，甚至对工作产生了一定的影响。那么，长期从事办公室工作的人应该如何做才能防范便秘的发生呢？我们的建议有三条。

① **定时活动筋骨** 办公室人群经常一坐下工作就忘了站起来活动身体，老不活动容易发生便秘，所以一定要养成习惯，每天定时起来活动活动筋骨，可以利用十几分钟的时间做一做体操或者打一套八段锦，也可以在座位附近做做蹲起、蛙跳等动作，增加腹肌力量。

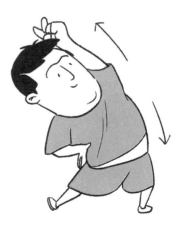

② **避免食用垃圾食物** 办公室人群经常会因加班或者工作压力大而养成吃零食

的习惯，这种习惯对胃肠功能影响很大。我们建议尽量少吃零食，尤其是不要吃有害健康的垃圾食品，这些零食不仅热量高容易引起发胖，而且容易造成便秘。工作之余需要补充食物的时候，可以选择天然干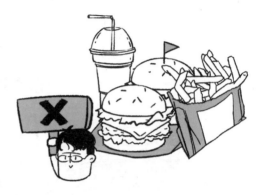果、水果等食物代替零食。工作中还要及时补充充足的水分。

❸ **舒缓压力**　很多功能型便秘人群的发病与压力、情绪等心理因素密切相关。心情不好，大便就会不好，长期持续的负面情绪、精神紧张都会增加发生便秘的可能性。

所以要寻找适当方式减压，注意工间休息，积极参加文体活动，既可以舒缓压力，又可以锻炼身体，改善胃肠功能，预防便秘。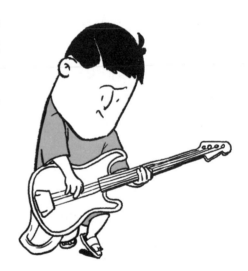

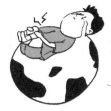

夜猫族日常调养防便秘

◆ 夜猫族是如何患上便秘的 ◆

夜猫族指的是习惯于夜间熬夜的一类人，他们或者是由于忙于工作，或是由于喜欢夜生活而久久不愿入睡。随着社会经济的发展，无论是职场精英还是莘莘学子，夜猫族的人数越来越多。夜猫族同样也是便秘好发人群之一。为什么夜猫族容易出现便秘呢？主要原因可归结为以下四点。

❶ 长期熬夜　人的内分泌系统和神经系统就会失去协调，身体内的各个脏腑功能容易出现功能的紊乱，容易出现肠道功能的失调，当这种失调表现为排便功能障碍的时候，便秘就发生了。

❷ 生物钟紊乱　熬夜还会严重干扰人体的生物钟，身体的脏腑器官不能得到及时休养生息，内脏功能就会失调、紊乱、衰弱。肠道等消化系统功能很容易受到影响，久而久之则容易形成便秘。

❸ 饮食不规律　熬夜的人饮食一般不规律，不良的饮食习惯也和不良的作息习惯相伴而行。不良的饮食习惯必然会影响胃肠的功能，容易引发许多胃肠疾病的发生，便秘就是其中一个常见问题。

❹ 水分流失太多　熬夜会使人体新陈代谢紊乱，体内水分丧失增多，肠道津液不足，肠蠕动减慢，很容易出现便秘。

由此可见，夜间睡眠时间过少是导致便秘的常见原因。但由于夜猫族一般都是中青年人，身体恢复能力较强，即使发生便秘，稍做调整便秘症状就能很快恢复，但长此以往，身体代偿恢复的能力会逐渐下降，发展成慢性便秘也就不足为怪了。

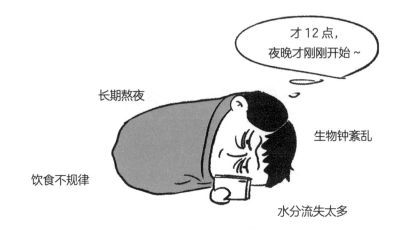

长期熬夜

才12点，
夜晚才刚刚开始~

生物钟紊乱

饮食不规律

水分流失太多

如何避免夜猫族发生便秘

预防夜猫族发生便秘的关键措施主要如下。

① **补充睡眠** 尽量不要熬夜，偶尔需要熬夜，也要设法补充睡眠。如果可能，尽量将自己的作息时间调整到正常。如果夜班族不得不熬夜，那么白天就要好好休息、补充睡眠，尽量不要再处理其他事务，避免透支。

② **补充营养** 如果需要熬夜，晚餐和夜间加餐就需要吃得更加营养，建议多吃含 B 族维生素的食物，例如全谷类、豆类等。新鲜蔬菜、水果中富含维生素 C，不仅可以抗氧化，还可以促进肠胃蠕动。如

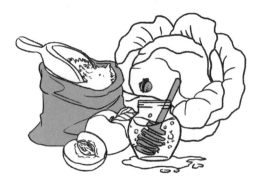

果因为太忙而没办法顾及加餐，可以适当补充一些复合维生素，也有达到增强免疫力的效果。

❸ **精选宵夜**　当夜猫族很容易肚子饿，经常以饼干、汉堡、烧烤食物充当宵夜的话，就容易出现便秘；更不要靠咖啡、浓茶、烟、酒来提神，这些食物容易伤害肠胃和心血管。宵夜尽量选择酸奶、谷物面包、蛋类等，口味尽量清淡，不宜食用太刺激的食物，并多吃一些新鲜的蔬果和蔬果汁。

❹ **熬夜适当**　如果工作需要熬夜，建议熬夜频率最好不要超过一周两次。如果日常工作感到身心疲乏、倦怠无力，最好请假放松休息，切勿勉强硬撑，损伤身体。

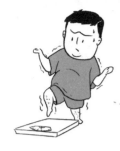

减肥人群日常调养防便秘

随着现代人们生活水平的提高，人们的体重也随之增长起来，苗条的身材成为人们新的追求，减肥似乎成为当今社会一种新风尚。在减肥风潮下，因减肥而导致便秘的情况也越来越多。正确的减肥方式有益于促进身体健康的，而错误的减肥方法会对身体健康产生严重的危害。以下几种情况是容易导致便秘发生的错误减肥方法，希望正在减肥或有减肥计划的朋友一定要注意。

① **减肥期间不科学地限制饮食** 减肥期限制饮食不科学，易造成食物摄入量不足，肠腔内形成的糟粕之物就会少，肠道得不到足够的刺激，肠道蠕动会变得缓慢，从而形成便秘。

② **减肥期间不合理的荤素搭配** 减肥人群多以蔬菜水果为食，并且限制脂肪的摄入，但脂肪具有一定的润肠作用，进食脂肪量少也容易诱发便秘。

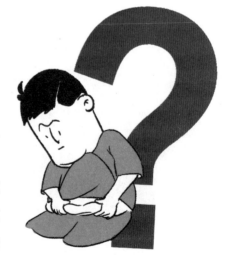

③ **减肥期间不合理的运动** 减肥人群通过运动来减脂瘦身，但过于剧烈的运动会导致体内水分流失

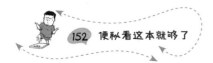

过多，诱发肠道吸收水分增加，引起大便偏干，容易出现大便干结。

以上三点是减肥人群的三大"雷区"。这也提醒我们，减肥不能成为最终目标，拥有一个健康而健壮的体魄才是锻炼的真谛。

如何"吃"才能既有利于减肥，又有利于预防便秘

减肥需要科学合理的规划才能顺利地进行，简单来讲，科学的减肥需要适量的运动和正确的饮食，而正确的饮食就是防治减肥人群发生便秘的关键所在。

怎样在减肥过程中做到正确的饮食呢，我们提供了四条建议。

❶ **坚持吃早餐** 有些减肥的人一天只吃一顿午饭，希望以此消耗体内脂肪，但是，不论怎么节食也一定要吃早餐，可以适当少吃一些，但不要不吃。长期不吃早餐，不利于消化功能的正常维护，一旦消化功能出了问题，不仅仅会出现便秘等消化道的疾病，而且还会引起其他疾病。

❷ **多样化饮食** 有的减肥人喜欢采用品种很少，甚至单一的食谱，饮食单一带来的问题很多，容易引起便秘。所以，饮食一定要注意种类要杂，要多吃不同颜色的蔬菜、水果，以补充身体必需的维生素与膳食纤维。

❸ **不要拒绝主食** 有些人试图通过不吃主食，或将饼干、蔬菜、水果充当主食，目的是想减少主食带来的高热量。但长期不吃主食会造成肠道功能减弱，便意减弱，容易引发便秘。建议减肥时适当进食主食，科学合理地调整食谱。

❹ **注意荤素搭配** 减肥要少吃肉少吃油，但不是不吃肉不吃油，

完全素食，"滴油不进"这种极端的减肥方式，对人体健康是非常不利的。建议减肥时一定要摄取适量的脂肪、不要将肉类及油从食谱中删除，脂肪类食物对人体营养，对排便都具有重要作用。

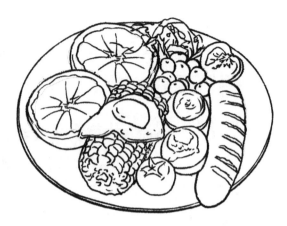

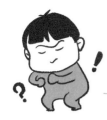

日常调养有误区

误区 1　吸烟、喝酒可以防治便秘

俗话说"烟酒不分家"，烟酒的危害天天讲，但抽烟喝酒的人仍然大有人在！烟、酒由于其成瘾性，许多粘上烟酒的人总是欲罢不能，在世界范围内都有很多的"狂热爱好者"。更为离奇的是，有人煞有介事地宣称吸烟喝酒可以预防便秘，如此离谱的说法还有人信，不知相信的人是真的信了，还是给自己继续吸烟喝酒找个借口。有人说，香烟中的尼古丁能够刺激肠道蠕动，增强排便能力，实际上这种作用是微乎其微的，不知抽多少烟才能有一点点这样的作用，这点微不足道的作用比起香烟对人体造成的危害那可是差得太远了。研究证明，香烟中的物质会让身体产生活性氧，这会让我们的胃肠道加速老化，增加患大肠癌等恶性肿瘤的风险。有人认为可以通过适量喝酒，来达到补充机体水分、促进血液循环的作用，并且平时爱喝酒的人可能也会发现，喝酒后会有腹泻的情况。所以这些人一旦便秘，就试图通过饮酒，让排便更顺畅。有这种观念和做法的人，真的要小心，因为酒精能否改善便秘是个不确定的事情，但酒精会破坏胃肠道正常的功能、损害肝脏功能都是千真万确的。所以，烟、酒二者危害

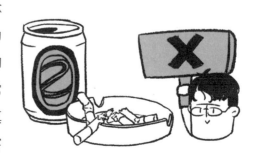

实在是大，大家一定要擦亮自己的眼睛，不能被表面现象所蒙蔽，有些看似是治病的"小妙招"实则是"致病"的大隐患。如果真有便秘情况的发生，还是要到医院咨询医生为好。

◆ 误区2 喝咖啡可以缓解便秘 ◆

"咖啡"一词源自阿拉伯语，其本意为"植物饮料"。传说一千多年前的一位牧羊人发现羊吃了一种植物后，变得兴奋异常，进而发现了咖啡。还有一种说法是因野火偶然烧毁了咖啡林，烧烤咖啡的香味引起了居民注意，自此人类开始食用咖啡。无论如何，不可否认的是，经过岁月的沉淀后，咖啡已经成为与可可、茶齐名的世界三大饮料之一。其在世界各地都有"咖啡文化"的忠实粉丝，尤其在中国这个"茶"的国度，咖啡也成为不少都市白领的"每日必需品"。在饮用咖啡的同时，有些人发现自己的便秘症状得到了不同程度的缓解，于是喝咖啡可以缓解便秘的说法就广为流传。不可否认，喝咖啡有可能使某些人的便秘得到缓解，但更多的便秘患者会发现，喝咖啡对便秘并没有什么作用。实际上，现代临床研究发现，咖啡中的咖啡因对交感神经有刺激作用，可增加胃液的分泌，适量饮用可以改善肠胃道的消化功能，但咖啡通便的作用很弱，而且许多便秘患者用这种方法并不能获得效果。因此，不要盲目相信，更不能因为要获得咖啡通大便的作用而大量饮用咖啡。咖啡属于一种偏酸性的饮料，适

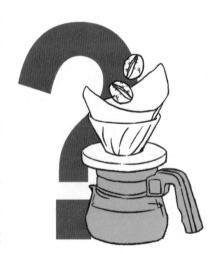

量饮用对人有益，大量饮用会损害健康。尤其是患有胃溃疡或十二指肠溃疡的人，更应该避免大量喝咖啡。

◆　误区3　喝番泻叶茶水可以预防便秘　◆

番泻叶，又可称为泡竹叶，属于豆科植物，原产于干热地带，在中国主要分布于广东、海南、云南省。番泻叶属于中医传统药物之一，主要作用为泻热导滞。番泻叶为刺激性泻药，其通过刺激肠黏膜和神经丛起到促进肠道蠕动作用。番泻叶泻下的作用非常显著，可在服用番泻叶后几小时内将大便排出。正是由于番泻叶速效的通便作用，不少人在生活中喜欢用番泻叶泡茶来预防或治疗便秘。实际上，番泻叶的确是泻下通腑治便秘的有效药物，但番泻叶中所含的蒽醌类物质可造成结肠黑变病。按照中医理论，番泻叶对于热结便秘的患者来说是有治疗作用的，但应中病即止，也就是说，只能短时间内应用，不可久服。对于虚寒体质的患者来说不可使用番泻叶，如果是适当地应用番泻叶，长期用番泻叶也会加重便秘。所以，我们应该树立正确的认识、番泻叶只能一时缓解便秘症状，不能作为日常的保健食品使用，更不能作为预防便秘的方法长期应用。

想通过喝番泻叶茶水的方法来预防便秘的人还是打消这个念头为好。若想通过"代茶饮"的方式预防或缓解便秘，还是建议您到正规的中医院去开具处方，千万不要剑走偏锋，在互联网上寻找所谓的"小偏方"。

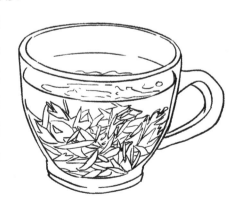

误区4　断食的方法可以防治便秘

断食，似乎这个只在饥荒年代才能出现的词与当代中国富足的生活毫不相干。实际上，现代也有人认为断食是一种"修灵"，是自然疗法之一，通过断食的方法可以达到保健身体的效果。断食法就是在身体可承受的时间内（普通人为1~3天）不进食任何食物，只喝水或果汁、蔬菜汁，从而排出宿便。有些人认为，断食的方法可以用来防治便秘，通过"断食法"可以让肠胃得到休息，达到治疗胃肠道疾病的目的。但我们认为，断食不是防治便秘的正确方法，可能有少数人通过断食，改善了一些疾病，但用断食的方法治疗便秘不是适宜的方法，方法不当有可能造成便秘加重，所以千万不要轻信。尤其是身体虚弱的人不建议断食，瘦弱的女性、患病的老年人等都有可能因为断食造成营养不良，甚至严重的会损害身体。

误区5　吃药物或保健食品预防便秘

经常听到"吃某某药可以预防便秘"，有的人本来是偶尔有轻度的便秘，多数时间都没事儿，但听信了这个说法，在没有便秘的情况下吃某某药，美其名曰预防便秘。刚开始感觉还真不错，便秘很久都不出现了，但后来发现吃的某某药不能停，停了便秘就会加重。俗话说得好，"是药三分毒"，实际上，无论用哪种药物预防便秘，或多或少都会有一些毒副作用，所以我们不建议使用任何药物来预防便秘。许多宣称具有预防便秘的药物都有泻药的成分，长期服用泻药会导致肠功能受到损害，会使人体对泻药产生耐药性。

那么，吃保健食品能不能预防便秘呢？

我们经常可以看到主打"防治便秘"功效的一些保健食品，这些保健食品也深受一些女性的欢迎，不少人确实通过服用保健食品后排便变得容易了。但实际上，这些保健食品中多数都含有诸如泻药成分，长期使用会造成结肠黑变病。而且，市面上的保健食品质量参差不齐，有一些黑心生产厂家并未在说明书中说明全部成分，而实际上，为了保证通便的效果，他们会在其产品中添加一些强力导泻药物，如果长期服用反而会加重便秘症状。所以，我们建议在选择保健食品时一定要擦亮双眼，避免上当受骗。

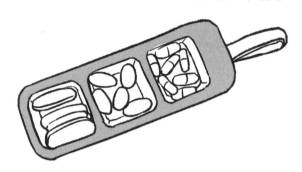

因此，预防便秘应从改变不良的生活习惯、饮食习惯入手，而不是依赖药物来预防。

误区 6　有便意的时候才需去大便，没便意不需要去大便

有便意的时候需要去排便，这样做当然是对的，在这个时候去排便，便意最强，也比较容易排出来。但如果说没有便意不需要去大便，这种说法就不对了。有的人很多天才会有便意，等到有便意时，大便已经很干了，很难排出；有的人有便意时正在忙，或者没有卫生间，只好用强忍的方法把便意憋回去，长期这样做的结果可想而知，一定是会导致便秘发生的。所以，我们的主张是，该大便时就应去大便。那什么时候才是该大便的时候？一天当中，肠道活动最活跃的时间段

有两个：一是早晨起床后；二是三餐饭后。我们可以在这些时间点去主动排便，没有便意也要去等待，很多情况下，本来没有便意，去马桶上等待一会儿就会出现便意，这样做可以有效地预防便秘的发生。人们可以利用这个规律，在早晨起床后或者三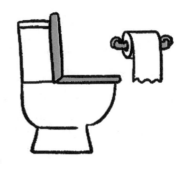餐后去蹲一蹲厕所，这样会增加排出大便的机率。一般而言，蹲厕的时间应该以 5~10 分钟为宜，尽量减少蹲厕时间。若长时间蹲厕，会造成盆底充血、盆底肌肉松弛等，会加重便秘，并且还会引起其他一些肛肠疾病，如痔疮、直肠脱垂等。所以，每天无论有无便意，早上起床后第一件事情就是坐在马桶上等待大便，如果每天早上都能排出大便，每天的日子都会过得格外轻松。

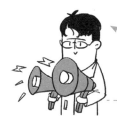

预防便秘要知道

提到预防便秘，大家都会说，一定要多吃蔬菜、水果、粗粮，这是为什么呢？这是因为，这些食物里富含膳食纤维。那么，什么是膳食纤维？膳食纤维对我们来说是一个熟悉而陌生的物质，熟悉的是经常可以看到膳食纤维的"身影"出现在各种健康宣传中；陌生的是膳食纤维到底是什么，很多人都不明白。其实，膳食纤维就是一种多糖，它既不能被胃肠道消化吸收，也不能产生能量，甚至一度被认为是一种没有用的物质。然而，随着食品营养学等相关学科的发展，人们逐渐发现膳食纤维具有相当重要的作用。其作用之一就是可以预防便秘的发生。其原理主要是由于膳食纤维有吸水、保水的效果，这就使得粪便在肠道中可以保持柔软，排便时可让粪便更顺滑地通过肠道；并且膳食纤维可以增加大便的体积，1 克膳食纤维可以增加约 20 倍的粪便体积，借此刺激胃肠道的蠕动，进而有利于便秘的预防，所以说膳食纤维是人类肠道的"清洁工"。

膳食纤维可分为水溶性和非水溶性两种，水溶

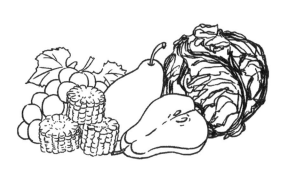

性膳食纤维可以溶于水中，使肠内的益生菌增加，除了可以预防便秘外，还能净化血液，达到降低胆固醇与血糖的作用。魔芋中就含有大量的水溶性膳食纤维。非水溶性膳食纤维不溶于水，但可增加大便体积，促进肠胃蠕动，其最佳来源就是全谷类粮食。

食用酸奶等乳酸菌饮料或食物可以预防便秘吗

这个问题的答案是肯定的。经常食用酸奶等乳酸菌饮料或食物是有助于预防便秘的。众所周知，人类的肠道中并非是无菌的，肠道里面存在着数量巨大且多种多样的微生物，这些微生物总称为肠道微生物群。

① **益生菌是肠道微生物群中的一部分** 具有维持肠道健康的作用，可增强肠道抵抗能力。

② **帮助消化食物** 益生菌能帮助机体消化食物、预防便秘。

③ **促进肠道蠕动** 益生菌会让粪便在肠道中的停留时间缩短约 12 小时，并且增加肠蠕动，使每周排便次数增加 1.3 次。

④ **软化大便** 益生菌有助于软化大便，利于大便的排出。

⑤ **平衡菌群关系** 除了对预防便秘有帮助外，酸奶等乳酸菌食物或饮料还可以帮助腹泻的患者恢复健康，其主要是通过平衡有益菌群和有害菌群的制衡关系，进而缓解因感染或炎症造成的腹泻症状。例如因为使用抗生素而导致的腹泻，抗生素会杀死大部分细菌，而重新

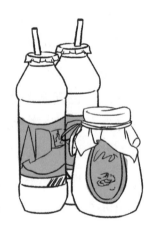

摄入益生菌就可以让肠道菌群重新找回平衡。

所以，酸奶等食物特别适合那些既有便秘又有腹泻症状的肠功能紊乱患者。

◆ 排便方式对便秘有影响吗 ◆

对大多数正常人来讲，排便方式主要有蹲便和坐便两种选择。现实生活中，经常有人会对这样一个问题感到疑惑，那就是排便方式不同是否会对便秘的发生产生影响呢？

其实，无论是坐便还是蹲便对于排便通畅性影响不大，一般只要自己的胃肠功能没有问题，排便的姿势对你来说并不重要。但如果你本身就是便秘患者的话，最好选择蹲便。

① 蹲便更省力 由于自身胃肠道蠕动能力较差，最好选择更加省力的蹲便，这样排便会轻松一些。

② 蹲便干净卫生 因为坐便的时候，马桶与身体有长时间的密切接触，无论是公共厕所还是自家厕所的马桶圈上都会有很多的细菌，容易在坐便时接触马桶圈形成交叉感染。

③ 蹲便不易出现痔疮 蹲便的时候，因为不能长时间保持蹲便姿势，所以很少出现排便时间过长的现象，这样还可避免因排便的时间过长而出现痔疮。而坐便就容易出现这样的状况，因为坐便的时候，有马桶在支撑身体，排便时间容易延长。

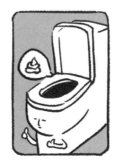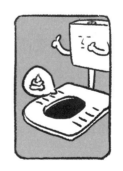

所以，蹲便和坐便，相对来说，还是蹲便对身体比

较好。但是，需要注意的是，对体力较弱的老人和儿童，尤其是腿脚有疾病的人，如果使用蹲便进行排便，会对他们的腿部和膝盖造成负担。如果只有选择坐便，可在脚下垫一个高15cm左右的小凳子，让腿和躯干之间的角度变小，对排便有帮助作用。

◆ 不良的排便习惯都有哪些 ◆

想要预防便秘，就要改掉不良的排便习惯。那么，什么是不良的排便习惯？主要包括不按时排便、强忍大便、排便时注意力不集中、蹲厕时间太长、大便时用力过猛等。如何避免这些不良排便习惯呢？

① **每天要按时排便** 每天清晨规律排便，形成生物钟，这样既能促进排便顺利，又能保证不会因大便在结肠时间过长导致干结、难以排出。

② **不强忍便意** 一旦有便意要积极响应，不要强忍大便，经常憋便有可能造成便意变弱，甚至便意消失，从而导致大便困难。

③ **排大便时一定要集中注意力** 不要一边大便一边玩手机或阅读报纸等，以免减弱排便中枢的活动，造成排便困难。

④ **控制排便时间** 每次排便的时间应控制在3~5分钟内，最多不能超过10分钟。排便时间过长可能引发痔疮，还可能导致排便反射不敏感，加重便秘。

⑤ **大便时不要用力过猛** 尤其是有心血管疾病的老年人。如实在难以排出，可使用开塞露等药物进行辅助。

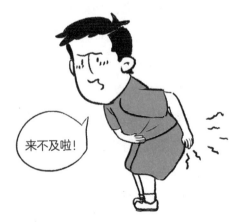

来不及啦！

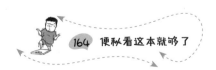

预防便秘，应少吃哪些食物

　　食物作为生存的必需品与我们的生活密切相关，同时也与我们的健康状态紧密相连，因为食物不仅为我们提供基本的能量来源，还因为其包含的各种元素而影响人体器官的功能。

　　下面，我们为大家列举容易导致便秘的几类食物，希望大家在日常生活中避开"雷区"，减少便秘的发生。

　　❶ **一定不要吃太多富含蛋白质和钙质的食物**　虽然蛋白质和钙元素都是人类生长发育的必需品，但如果过量食用，容易导致大便呈过碱性，使大便质地变的干硬，对排出肠道造成一定的困难。

　　❷ **少吃辛辣燥热的食物**　比如烟、酒、浓茶、狗肉、香菜。中医认为，辛辣燥热的食物会使肠内燥热、津枯水乏、肠道失润，最终使得大便艰涩难出，形成便秘。现代研究也证实，饮用浓茶、咖啡等物质后，由于其含有的鞣酸及咖啡因等物质，会减少胃肠道的分泌与蠕动，可能诱发便秘的发生。

　　❸ **一定不要吃太多的糖**　因为糖能减弱胃肠道的蠕动，造成便秘，并且食用太多的糖还可能诱发或加重痔疮、肛瘘等疾病。

　　❹ **不要过食胀气食物和难消化的食物**　如洋葱、土豆等，这一类的食物会使胃肠道有不适感，同时还会影响胃肠道的消化功能，有可能导致便秘。

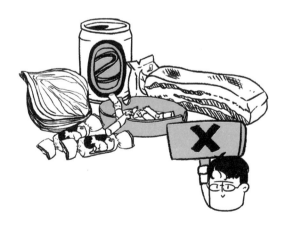

◆ 便秘与情绪等心理状态有关吗 ◆

"人有七情六欲"，人在一天当中情绪总是因为各种事情而变化。情绪是我们面对周边环境变化所做出的正常反应。但有些时候，如果某种情绪过于激烈，则会对我们的健康造成影响。

❶ **情绪会影响肠神经系统** 有研究证明，患有焦虑、抑郁等精神心理疾病的患者合并便秘的比例高于健康人群，同时，身体健康、心理状态良好的人粪便重量和排便频率都好于其他人群。以上现象是由于负面情绪会干扰大脑皮质边缘系统的正常功能，通过脑-肠轴、神经-体液系统等影响肠神经系统，导致胃肠分泌功能障碍，损害肠上皮屏障和黏膜免疫功能，影响肠道的正常运动和内脏感觉，最终导致便秘的发生。

❷ **焦虑、抑郁会降低患者的免疫功能** 影响其正常生理活动，使便秘等躯体症状反复发作，延缓康复，降低患者生命质量。

❸ **抗焦虑药物影响身体健康** 有些治疗焦虑、抑郁的药物也可能引起便秘。

❹ **便秘也会影响心情** 更加糟糕的是，便秘患者长期的不适症状也可导致焦虑、抑郁等精神心理疾病的发生。所以说，二者相互作用，造成恶性循环。

无论是不良的心理状态导致的便秘，还是便秘影响了心理健康，都是对患者的双重伤害，所以，我们无论在生活中面临什么样的问题，都要保持乐观、积极向上的心态。

◆ 切掉一段肠子就能治疗便秘吗 ◆

便秘作为一种常见的疾病，很多患者都被它折磨得苦不堪言，甚

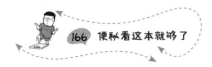

至产生轻生的念头，这绝非是危言耸听，不少临床医生在诊疗过程中听到过便秘患者说过类似的话。由此可见，便秘的确是一种非常折磨人的"顽症痼疾"。有些便秘患者多方求药，症状仍未得到很好地改善，于是便求助于外科手术的方式治疗便秘，患者认为，只要切除一段肠子便秘就会好了。实际上，引发便秘的原因有很多，有一部分便秘是外科手术的适应证，包括先天性巨结肠、部分继发性巨结肠、部分结肠冗长、结肠无力、重度的直肠膨出症、直肠内套叠等。

　　而对于功能型便秘患者，尤其是老年人等由于动力减弱引起的便秘，一般不主张手术治疗，主要是通过饮食、运动、服用中药进行调理。而且，目前手术治疗便秘并无成熟的手术方式，所以很多患者手术后便秘缓解并不理想。因此，我们建议便秘患者一定到正规医院进行诊疗，听从医生的建议，医生会根据自己的经验，判断便秘患者是否应该进行手术治疗。

　　最后，需要提醒便秘患者的是，目前医学界对外科治疗便秘的疗效褒贬不一，对于手术时机和适应证也有不同意见。所以，想通过手术解决便秘的患者仍需要慎重。

◆　药物也会引起便秘吗　◆

　　人的一生中或多或少都要经过一种或多种疾病的折磨，而药物此时就成为缓解患者痛苦的"救命稻草"。近年来，慢性病也逐渐成为主要危害人类健康的一类疾病。慢性病患者的大量出现，意味着药物也需要长时间的服用。目前市面上的药物无一例外都有不同程度的不良反应。药物的不良反应是指药物在使用治疗剂量时，伴随出现的与治疗疾病目的无关而又必然发生的其他作用，而由于大部分药物都是口服，所以胃肠道反应更为多见。其中很多药物就有导致便秘发生的可能。

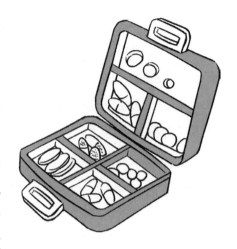

可诱发便秘的药物有镇痛类药物中的阿片类（吗啡、芬太尼）、抗抑郁类药物（奋乃静、氟哌啶醇）、解痉类药物（山莨菪碱）、抗组胺类药物（昂丹司琼）、抗帕金森病药物（左旋多巴）、抗高血压药物（硝苯地平、维拉帕米）、各种金属离子药物（富马酸亚铁）、利尿剂（氢氯噻嗪）等。

所以，当我们患病后，尤其是患慢性病需要长时间服药时，一定要注意药物的使用说明书，如果药物说明书提到该药物有导致便秘的可能，那在出现便秘相关症状后应及时向医疗卫生人员咨询，考虑更换其他药物进行治疗。

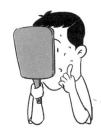

这些饮食习惯要不得

◆ **为什么不能养成吃快餐的习惯** ◆

为了迎合当今社会的快节奏模式，吃快餐似乎已成为上班一族的大多数选择，而像炸鸡、汉堡这种快餐食物也因其美味、可口被青少年所喜爱。但随着时间的推移，食用快餐对健康的弊端也慢慢凸显出来，有些人甚至因为长期吃快餐而导致便秘的发生。

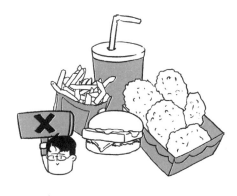

❶ **热量高**　快餐店里的食物多是以油炸、烧烤的方法制作而成。吃一个汉堡、薯条加可乐的套餐就可以提供给人体的热量接近 1000 千卡。

❷ **低纤维**　通常我们吃的汉堡中蔬菜非常少，最多夹两片番茄或一片生菜叶，油炸薯条也因高温油炸破坏土豆本身的纤维素。养成吃这样高热量、低纤维快餐的习惯，就很容易造成便秘并引发肥胖。

❸ **糖分高**　快餐中的很多食物被添加了大量的糖，这些糖类会增加机体 B 族维生素的消耗，而 B 族维生素是支持肠胃蠕动所必需的营养素之一，所以如果饮食中摄取过多的糖分，将会造成胃肠蠕动减慢，同时食物中添加大量的糖还会在身体内转化成脂肪，造成身体的肥胖。

由此可见，吃快餐的习惯很可能就是你便秘的罪魁祸首，所以喜欢吃快餐的人赶快戒掉这个不好的习惯吧！

为什么不能养成吃零食的习惯

你是否去购物广场看到琳琅满目的零食就想把它们都带回家？你是否渴望着生活在左手零食、右手饮料的"梦想天堂"中？要是这样，那你就有很大的患便秘疾病的风险了。因为你手中的零食就是导致便秘的诱因之一。这种结局的产生主要是由零食的生产过程决定的。

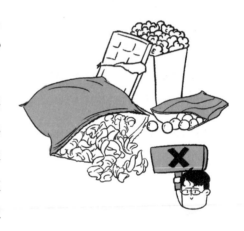

零食制造商在制作零食时喜欢使用富含不饱和脂肪酸的植物油来加工食物，不过不饱和脂肪酸具有易氧化、不耐久炸的特性，于是厂商便在制作过程中加入"氢化"技术，使脂肪成为反式脂肪，让植物油更耐高温、不易腐败，延长零食保存期限，大大节省了保存成本。但是愈来愈多的营养专家与学者发现，植物油氢化后形成的反式脂肪可严重损害身体健康。比如造成高血压、神经系统发育不良等。

利用反式脂肪制造的零食多见于油炸类零食如薯片、蛋挞等，这些食物加工过于精细，几乎不含纤维素，吃了会使肠胃蠕动迟缓，容易导致便秘的发生。而像可乐这种碳酸饮料，由于其中添加了大量的二氧化碳，会减少肠道中益生菌的数量，使肠道菌群失调，导致便秘的发生。

所以，如果你身边有喜欢吃零食的朋友，一定要及时劝告他们，告诉他们吃零食的危害，减少便秘的发生。

◆ 为什么不能养成吃过度烹饪食物的习惯 ◆

过度烹饪的食物主要包括烧烤、烟熏及腌渍类的食物，这些食物由于口味独特，被许多人所喜爱，甚至有的人一天三顿饭，顿顿不离口。实际上，这些食物对我们的健康是有很大伤害的，尤其是长时间食用这类食品很有可能导致便秘的发生。

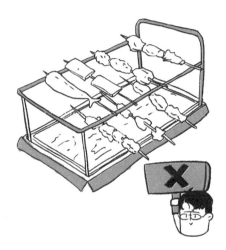

❶ **烧烤、烟熏类食物**　其共同特点就是需要经过高温处理，而像肉类这种富含蛋白质的食物经高温处理后很容易变质，如果长期食用就会让身体变得燥热，容易导致胃肠道消化不良与肠道炎症，诱发便秘症状。

❷ **腌制类食物**　多由新鲜的蔬菜做成，新鲜的蔬菜若经盐渍、腌制后会产生大量的亚硝酸盐。亚硝酸盐或硝酸盐在胃肠道内会与细菌发生作用而产生致癌物，容易引发胃癌、大肠癌。并且为了让腌制类食品保存更久，厂商在其中添加大量防腐剂、人工抗氧化剂，这些食品添加剂会增加胃肠道负担，同时破坏肠道免疫系统，导致便秘的发生。

所以喜欢吃烧烤、烟熏及腌制类食物的人群一定要"管好自己的胃，管住自己的嘴"。只有这样，便秘才可能远离你。

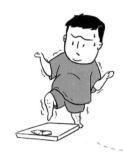

这样的生活习惯
可缓解便秘

便秘患者的日常生活习惯调理是治疗的基础，具体做到以下几个方面。

吃　建立适合自己体质的饮食谱，包括蔬菜、水果、肉类等，每天按照自己的饮食谱科学进食，每次进食七分饱为宜。

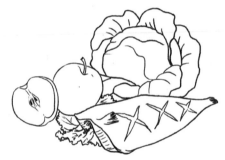

喝　每天饮水总量不少于 1500~2000ml，分布在一天当中，每天早上起床后需顿服（大口连续饮入）温开水 300~500ml。

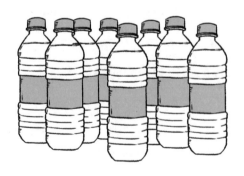

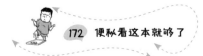

拉　①定时排便，最佳时间：卯时（早上 5:00~7:00）。

②形成反射：体位反射（起床后从卧位到直立）或胃结肠反射（早饭后）。

③排便时避免过度用力，以免损伤肛管皮肤及排便相关肌肉组织，老年人伴高血压患者尤其注意，以免发生心脑血管意外。

④集中精力排便，避免玩手机、看书，避免久蹲。

⑤腹式呼吸配合顺时针揉腹。

⑥意念引导辅助排便。

早上 5:00~7:00 排便最佳哦~

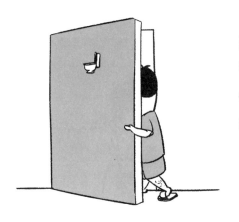

撒　男性患有前列腺炎或尿道炎等，女性患有阴道炎、尿道炎等引起小便不畅时，请积极治疗。小便的不畅也会影响大便的顺利排出。

睡　充分保证晚上 23:00~ 早上 05:00 这 6 个小时的高质量睡眠，中午 11:00~13:00 可选择大概半个小时的静养休息。

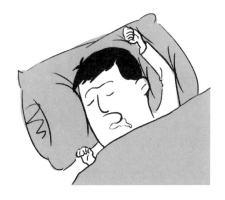

动　选择适合自己体质的运动方式坚持每天锻炼，老年便秘患者适合舒缓的运动。

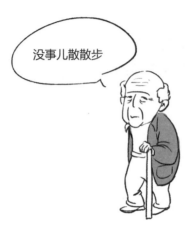

没事儿散散步

情　消化道是情绪器官，每天保持乐观、开朗、阳光、积极、向上的心态，积极参加集体活动，多跟亲友分享快乐，心情舒畅有助于排便。

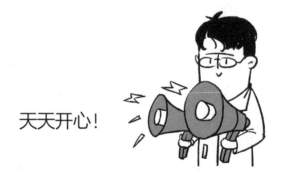

天天开心！

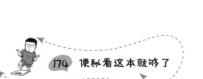

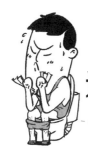

这样运动可以预防便秘

◆ 运动是预防便秘的重要方法 ◆

　　为什么老年人、卧床患者容易便秘？其中原因有很多，但最重要的是活动量太少。所以，我们一定要多参加运动，否则容易成为便秘患者。如果平时没有运动的习惯，可以从最基本的运动比如走路和慢跑开始，这两项运动简单可行，适合男女老幼，只要有恒心，绝对是有利于预防便秘的。走路与跑步可以训练下肢，并且可以加强心肺功能，促进血液循环，锻炼肠道平滑肌，增强张力，还能有效锻炼腹肌、膈肌、盆底肌等，保持并增强这些肌群的张力，均有利于预防便秘的发生。建议选择自己喜欢并可以持续坚持的运动，如健走、跑步、游泳、乒乓球、跳绳、飞盘等。建议每天都要运动一个小时左右，且不宜运动过久、过于强烈。要把运动当成一种习惯，运动的好处多多，不只是预防便秘，还可预防很多疾病的发生。

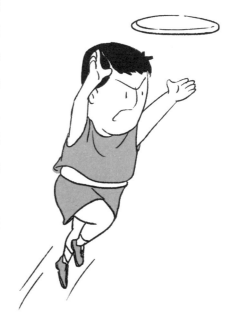

运用中医推拿手法可以防治便秘吗

推拿是指用双手在身体上施加力量和技巧，从而刺激某些特定的部位来达到恢复或改善人体的生机、促使病情康复的一种方法。中医推拿作为传统运动疗法，对便秘的防治是有巨大应用价值的。下面简单介绍两种推拿的方式，供大家参考。

● 他人推拿

①患者仰卧位，推拿者立于右侧，先以轻快的一指禅推法在中脘、天枢、大横穴操作，每穴约1分钟。然后以顺时针方向按摩腹部约8分钟。

②患者俯卧位，推拿者立于右侧，先以轻快的一指禅推法或攃法沿脊柱两侧从肝俞、脾俞到八髎穴往返推拿，时间约5分钟。然后用轻柔地按揉在肾俞、大肠俞、八髎、长强、承山穴治疗，往返2~3遍。

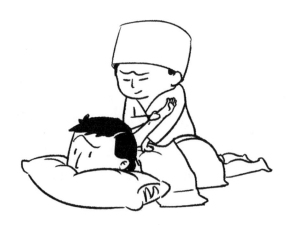

● 自我推拿

①平推小腹：右手大鱼际着力，从肚脐向下平推至耻骨联合处 30~50 次。

②抓肚皮：右手五指将小腹部皮肤抓起抖动 3~5 次后松开，反复操作 3~5 遍。

③逆推降结肠：右手四指掌侧面，从下腹部左侧由下向上轻轻推揉，待局部柔软后，再做顺时针按摩腹部 1~3 分钟。

④按揉足三里、三阴交、解溪、内庭、公孙、商丘、照海穴各 1 分钟，以酸胀或痛为度。

以上推拿方法大家可以学习并应用，如果想对便秘进行预防性推拿，自己可参照穴位图谱，按照自我推拿的方法进行推拿。如果想通过推拿治疗便秘疾病，则还是建议到正规的中医院推拿科进行诊疗。

做操也可以防治便秘吗

当然可以，不过这里提到的"操"可不是一般的体操运动，而是中国中医科学院西苑医院贾小强教授以中医升清降浊理论为依据，结合中医推拿与穴位按摩手法，潜心研制的辅助通便操——"西贝助便操"。该方法临床应用多年，辅助排便功效确切。下面将具体步骤介绍给大家。该操共有三节运动，分别为提肛、揉脐与推脊。

● 做操

　　第一节为提肛　练习者自然站立，两脚分开，与肩同宽，内心守静，微微闭目，自然呼吸，摒弃心中杂念，用自己的左手托右手，置于脐下四指处，即关元穴前，意守长强穴，用力向上缓慢做提肛运动，提肛的同时，手随之向上移动，至脐前方停止，停留3秒钟，然后缓慢松弛肛门，手亦随之向下移动，最后至于关元穴前，此为一个循环，如此反复30次。

　　第二节为揉脐　保持自然站立、两脚分开、与肩同宽的姿势，调整呼吸，入静，意守神阙穴，以右手掌心对准神阙穴，适力按压，左手置于右手上，顺时针旋转，在旋转的时候注意掌心不得离开肚脐，使掌心和肚脐始终紧密相连，旋转1周为1下，共需旋转30下，此节需注意按揉力度不能过大或过小，力道以自己舒适为度。通过揉脐一节，可刺激神阙穴、气海穴、中脘穴及左右天枢穴共5穴。

　　第三节为推脊　自然站立，用左手攥住右手大拇指，再将两手握成空拳，然后微微分开，以两手第二掌指关节形成驼峰样为度，背于后背，将"驼峰"抵在脊柱两侧，向上抬至后背最高处，然后向下滑动，滑动的同时双手微微抖动，两掌指关节按压脊柱两侧的经络和穴位，向下滑动至极限，

● 做操

做完后双手向上缓慢升提，轻轻滑动经过相应穴位，以上过程为 1 次推脊运动，正常人滑动范围可从肩胛骨下缘平面至尾骨平面，如此反复 30 次，完成推脊运动。

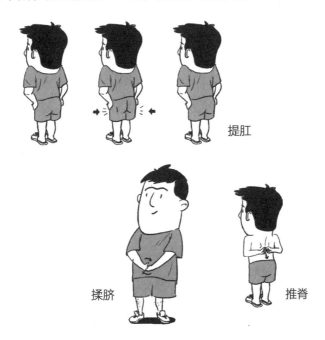

提肛

揉脐

推脊

以上就是"西贝助便操"的具体步骤，每天早晚各练习一次，只要坚持锻炼下去，便秘一定会远离你。

◆　**练习瑜伽可以对排便起作用吗**　◆

瑜伽作为一种古老的运动技巧，具有改善人们生理、心理和精神方面的能力，是一种达到身体、心灵与精神和谐统一的运动方式，对于人体的健康是非常有帮助的，并且经常练习瑜伽，可以帮助人体排便，下面为大家介绍两种可以改善便秘的瑜伽动作。

● **眼镜蛇的姿势**

①朝地面，俯卧，将身体贴地，打开双脚，与肩同宽，将手肘贴紧身体，并将手掌放在胸部的侧面，掌心贴近地面。

②然后缓缓吸气，用背肌之力抬起上半身，把头抬高仰起。

③缓缓吐气，并将上半身尽可能仰起，以双臂之力向后仰。

④一边吸气，一边将下颚往上拉，眼神向上，将意志力集中在脊椎受压迫处，边吐气，将胸部、腹部、脚部之肌肉放松伸展，此时做 10 次呼吸。

⑤然后一边吸气，一边回到最初的姿势，吐气并放松。

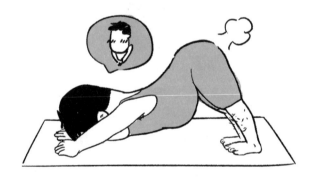

眼镜蛇式是一个可以促进身体柔软度及弹性的动作，还具有促进胃肠道蠕动的功能。

● 扭转的姿势

①取正坐姿势，双脚伸直并拢，双手伸直贴在地面。

②左膝盖立起，并把左脚放在右膝盖之外侧，左手贴在地面，右肘放在左膝盖上。

③一边吸气、吐气，一边以手肘来压膝盖，扭动上半身。

④将双手合掌，脸随着上半身的转动而转向左边，静止，集中意志力做 10 次呼吸。

⑤边吸气，边回到最初的姿势，再换一边做，可多做几次。

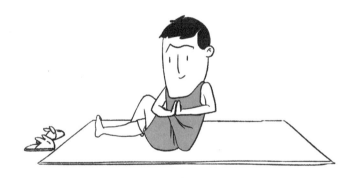

扭转的姿势可以强化臀部的肌肉与腿部的曲线，还可以让人学习专注、放松，并能活化内脏功能，促进肠胃蠕动。

通过练习以上瑜伽的姿势，来帮助身体疏通堵塞、加强能量的流动，让肠道像洗衣机扭、搅、挤、搓脏衣物一般，推动大肠顺畅地排出废物。这样做还能起到按摩和伸展肠道的功效，刺激肠道蠕动，增强小肠对食糜的吸收。

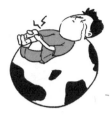

这样吃可以预防便秘

主食是指餐桌上的主要食物，它们是一日三餐饮食所需蛋白质、淀粉、油脂、矿物质和维生素的主要来源。可以作为主食的食物有很多，豆类、谷类等都是中国人餐桌上的主食。下面我们就为大家列举几种有助于排便的主食。

❶ **红薯** 红薯最受人瞩目的就是其中丰富的膳食纤维，能达到润肠通便、排除毒素的效果。多吃红薯可增加饱腹感，促进胃肠蠕动，而红薯当中还有一种脱氢表雄酮（DHEA）的成分，能达到抑制癌症，尤其是大肠癌和乳癌。

❷ **黄豆** 黄豆中含有丰富的膳食纤维，其中 30% 属于可溶性膳食纤维，可以润肠通便，而其中丰富的寡糖，也可以增加肠道的益生菌，维持肠道健康，减少毒素在肠道内的产生。除此之外，黄豆中的异黄酮素还可抑制雌激素对人体细胞的过度刺激，降低乳腺癌、大肠癌发生的机率。

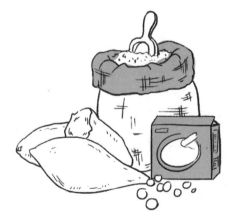

❸ **糙米** 糙米是稻谷脱去谷壳后，加工后仍保留谷子的皮层、糊粉层和胚芽，这些都是白米没有

的，所以其中含有丰富的 B 族维生素、维生素 E 及维生素 K，还含有丰富的膳食纤维，所以糙米具有保护肠道神经系统、增进胃肠蠕动的作用。

❹ 燕麦 燕麦分成两种，一种外形与糙米相似，另一种是可以用来冲泡的即溶麦片。燕麦当中含有丰富的水溶性膳食纤维，可以吸收大量水分，软化粪便，使大便更容易排出体外。

◆ 哪些蔬菜可以帮助排便 ◆

与主食的种类相比，可供食用的蔬菜就显得非常多了。下面为大家介绍几种可以帮助排便的蔬菜。

❶ 白菜 白菜具有"百菜之王"的美称。白菜中丰富的粗纤维，可以促进肠道蠕动，帮助消化，防止大便干燥，而且白菜是北方冬季常备蔬菜，价格实惠，可有多种烹饪手法，是帮助排便的最佳选择之一。

❷ 胡萝卜 胡萝卜含有丰富的膳食纤维，可以促进排便，而其中的木质素，可以活化肠道功能，并能促进新陈代谢，减少脂肪的囤积。同时胡萝卜中还含有十多种营养素，能达到既健康又瘦身的效果。

❸ 西葫芦 西葫芦同样具有很强的通便功效，主要是因为在西葫芦中含有较多的纤维素、木质素、果胶等，这些物质虽然不能被消化

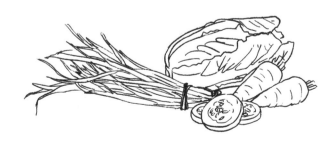

酶所分解，但却可以促进肠胃蠕动，从而有利于粪便排出。而且在西葫芦中约含水分 94% 以上，有利于软化大便。

❹ **韭菜** 韭菜含有丰富的膳食纤维，其纤维含量比菠菜高 1~2 倍，可促进肠胃蠕动。韭菜还具有将消化的废物包裹起来的功能，使之随粪便排出，故有"洗肠草"之称。韭菜能有效排出体内废物及有毒物质，清除大肠的毒素，可以降低大肠癌的发生率。

◆ 哪些水果可以帮助排便 ◆

水果一直以来都是人们非常喜欢的食物，每种水果因其独特的口感而有自己的受众人群，下面为大家介绍几种常见并有助排便的水果。

❶ **香蕉** 香蕉中含有丰富的寡糖，可以让肠道益生菌增加，维持肠道健康。且香蕉含有丰富的水溶性膳食纤维及少许的脂肪，能润滑肠道，有效预防便秘。需要注意的是，具有预防便秘的香蕉一般指的是熟透的香蕉，如果食用果皮带绿的香蕉后可诱发或加重便秘的发生。

❷ **百香果** 百香果特殊的芳香气味能刺激胃液分泌，而且其酸甜的味道，能促进食欲。百香果中丰富的膳食纤维能够促进肠蠕动，缓解便秘症状，清除滞留在肠道的残渣及毒素，避免其刺激肠道和被人体再吸收，从而降低大肠癌的发生率。

❸ **苹果** 苹果中的膳食纤维及果胶，能够刺激肠蠕动，增加大便体积，帮助排泄，达到预防便秘的功效。同时苹果中所含的鞣酸、有机酸，具有收敛作用，即苹果止泻的效果极佳。所以，苹果是兼具助便和止泻的作用，如果胃肠状况不太稳定，腹泻、便秘同时存在的患者，建议多食用苹果。

❹ **葡萄柚** 葡萄柚含丰富的柠檬酸，可以增进消化液的分泌，促

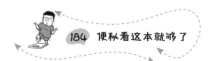

进食欲，帮助肉类消化，调整胃肠功能。而一个葡萄柚所含的膳食纤维约有 10 克，可大大促进胃肠道的蠕动，有利于排泄，并且减少毒素附着于肠道。想要预防便秘的人，可以在早上自制一杯葡萄柚汁，这样既可以解决便秘之苦，还有清肠排毒、美白肌肤之效。

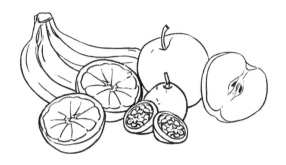

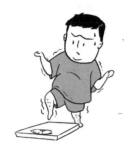

中医预防便秘

中医自古就有"上医治未病"的说法。故对于预防便秘的发生，中医必有自己独特的方法。

◆ **汤 药** ◆

汤药是中医防病治病的主要方法手段，通过辨证论治，依据个体的身体状态进行辨证治疗。如果想服用汤药预防便秘，建议到正规中医院"治未病"科进行诊治。

◆ **中医导引** ◆

中医导引是中医传统的自然疗法，包含五禽戏、八段锦、太极拳等方式，导引术运动并不剧烈，适合中老年人经常练习。

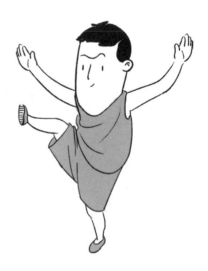

◆　针　灸　◆

　　一旦有排便困难的轻微症状，可以到中医院的针灸科进行治疗，建议不要自己动手操作，一是有可能误伤自己，二是针灸并非简单的针刺，还有具体的选穴及手法，这些都需要专业的针灸科医生才能完成。

◆　服用膏方　◆

　　中药膏方是一种具有治疗预防综合作用的成药。它是在复方汤剂的基础上，根据人的不同体质、不同临床表现而确立不同处方，经浓煎后掺入某些辅料而制成的一种稠厚状半流质或冻状剂型。膏方味甜，口感佳，为预防便秘的发生，可长期服用。

◆　穴位贴敷　◆

　　穴位贴敷是中医临床常用的外治方法，将各种不同的药物制成相应的剂型，贴敷于患处或相应穴位上，通过药力作用于肌表，传于经络、脏腑，从而达到预防、治疗目的的一种方法，该方法也可以用于预防便秘。

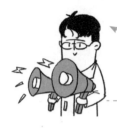

忠言逆耳利于行

大便干燥、排便困难是便秘常见的症状，多见于女性和中老年人，但其他人群也可发病。引起大便干燥、排便困难的疾病很多，如脑血管病、截瘫、糖尿病等疾病，需要到正规医院进一步检查，明确病因，建议先去肛肠科初步了解病情。

目前便秘的治疗方法大体有心理和饮食调节、药物治疗、手术治疗、生物反馈与神经刺激、中医特色治疗等几大类。

心理和饮食调节是大多数轻度便秘倾向的治疗方法，比如排除新近的心理紧张等干扰因素，增加水分、纤维素、水果、酸奶的摄入促进肠道蠕动、增加大便量和含水量、调节肠道菌群，保持良好的排便习惯。

药物治疗根据便秘的类型和严重程度来选择，对于泻剂的选择和剂量要谨慎。

手术方式的选择要有充分的影像学和压力测定、肛门肌电图等功能性检查依据。

生物反馈和骶神经电刺激是便秘尤其是出口梗阻型便秘的有效方法。

中医有一些特殊的治疗方法对于儿童、孕妇等效果较好。

总之，便秘的治疗选择应该基于科学的、正确的评价基础上才会有很好的效果，但部分顽固性便秘和心理异常严重的患者，治疗效果与患者的心理预期会有很大差异。